Katharina Küsters

Buddy

wird Assistenzhund

Eine wahre Geschichte über
Vertrauen, Freundschaft und die
besondere Aufgabe eines
Assistenzhundes

Impressum

Bibliografische Information der Deutschen Nationalbibliothek:
Die Deutsche Nationalbibliothek verzeichnet diese Publikation in der Deutschen Nationalbibliografie; detaillierte bibliografische Daten sind im Internet über http://dnb.dnb.de abrufbar.

© 2024 Katharina Küsters
Verlag: BoD • Books on Demand GmbH, In de Tarpen 42, 22848 Norderstedt
Druck: Libri Plureos GmbH, Friedensallee 273, 22763 Hamburg
ISBN: 978-3-7597-8803-0

Willkommen auf dieser Welt, Buddy

Hallo, ich bin Buddy! Und das hier ist meine Geschichte, wie ich als kleiner Welpe zum ersten Mal die Welt erkundet habe.

Stell dir vor, du bist in einem weichen, kuscheligen Nest, umgeben von warmen Decken. Genau so habe ich die ersten Tage meines Lebens verbracht. Ich erinnere mich zwar nicht mehr genau an den Tag meiner Geburt, aber ich weiß, dass ich von Anfang an geliebt und umsorgt wurde. Alles um mich herum war neu und aufregend – es fühlte sich an, als wäre ich in eine ganz besondere Welt hineingeboren worden.

Meine Geschwister und ich waren winzig und hilflos. Wir lagen zusammen in einer weichen Wurfbox, die unser Züchter extra für uns gebaut hatte. Er hatte die Box mit kuscheligen Decken ausgelegt, damit unsere Mama und wir es schön warm und gemütlich hatten. Die Wurfbox war nicht besonders groß, aber sie war unser sicherer Ort. Es war wie ein kleines Abenteuerland, nur dass wir noch nicht viel davon sehen konnten, weil unsere Augen noch geschlossen waren.

Die erste Zeit verbrachten wir damit, uns ganz nah an unsere Hundemama zu kuscheln. Sie war immer bei uns, um uns zu wärmen und zu schützen. Ihre Nähe gab uns ein Gefühl von Sicherheit und Geborgenheit. Wenn wir hungrig waren, hat sie uns gefüttert, und wenn wir weinten, hat sie uns beruhigt. Ihre weiche, warme Haut fühlte sich für uns wie eine große, schützende Umarmung an.

Meine Geschwister und ich waren wie kleine Fellkugeln, die sich eng aneinander schmiegten. Wir konnten zwar noch nicht laufen oder spielen, aber wir konnten uns schon ein wenig bewegen. Es war wie ein kleines Getümmel in unserer

Wurfbox, wo wir uns gegenseitig auf den Pfoten herumtrampelten, wenn wir versuchten, einen Platz zum Schlafen zu finden.

In den ersten Tagen unseres Lebens war alles um uns herum noch sehr nebelhaft und unbekannt. Jeden Tag sprach unser Züchter mit uns, nahm uns vorsichtig hoch und schaute, ob wir gesund waren. Wir wurden regelmäßig gewogen und haben auch schon viel mit unserem Züchter gekuschelt.

Doch wir fühlten uns rundum wohl und beschützt. Die Liebe unserer Hundemama und die Nähe zu meinen Geschwistern machten diese Zeit zu etwas ganz Besonderem. Es war der

Beginn einer großen Reise, die mich irgendwann weit hinaus in die Welt führen sollte. Doch für den Moment war ich einfach glücklich, in dieser kleinen, warmen Wurfbox mit meiner Familie zu sein.

Und so begann mein Abenteuer, das mich Schritt für Schritt zu dem Buddy machen würde, der ich heute bin.

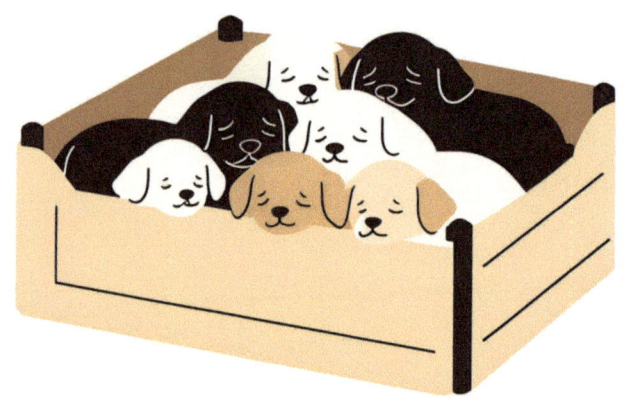

Die ersten großen Abenteuer – Welpenzeit

Als ich etwas älter wurde, begann meine Welt zu wachsen. Meine Augen öffneten sich, und plötzlich gab es so viel mehr zu entdecken! Die Welt war hell und bunt, und alles roch aufregend. Meine Geschwister und ich begannen, unsere Wurfbox zu erkunden, und bald machten wir auch unsere ersten Schritte nach draußen. Das Gras unter meinen Pfoten fühlte sich weich und kühl an, und die frische Luft kitzelte meine Nase. Es war ein wunderbares Gefühl von Freiheit!

Unser Züchter nahm sich viel Zeit, um uns auf das Leben vorzubereiten. Er zeigte uns neue Dinge, brachte uns bei, miteinander zu spielen, und führte uns an verschiedene Geräusche und Gerüche heran. Das war wichtig, damit wir mutig und neugierig wurden.

Aber das größte Abenteuer war, als wir das erste Mal ins Auto stiegen. Ich wusste nicht, wohin wir fuhren, aber ich war aufgeregt. Die Fahrt war spannend, und als wir ankamen, sah ich eine große, grüne Wiese. Dort machte ich meine ersten Schritte auf einer großen Wiese und lernte, was es bedeutet, ein Hund zu sein. Ich rannte, sprang und spielte mit meinen Geschwistern. Wir jagten uns gegenseitig und rollten uns im Gras herum. Es war einfach herrlich!

Der Züchter brachte uns auch bei, auf seinen Ruf zu hören und zu ihm zu kommen, wenn er uns rief. Das war manchmal schwer, weil es so viel Ablenkung gab, aber ich lernte schnell, dass es wichtig war, auf ihn zu hören. Wenn ich zu ihm kam, bekam ich eine Belohnung – manchmal ein Leckerli, manchmal ein freundliches Streicheln. Das machte mich glücklich, und ich wollte alles richtig machen.

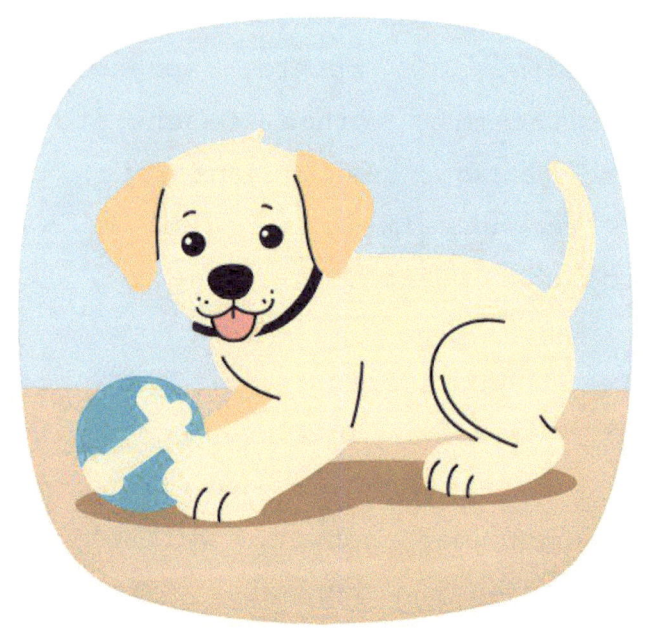

Fünf Wochen später war ich schon ein bisschen größer und sehr neugierig. Meine Geschwister und ich verbrachten die meiste Zeit damit, in unserem Welpenauslauf im

Wohnzimmer herumzutollen. Der Welpenauslauf war ein riesiger Abenteuerspielplatz für uns: Wir liefen so schnell wir konnten, erkundeten kleine Hindernisse wie einen Stofftunnel und Teddybären und untersuchten verschiedene Untergründe. Die Sonne schien durch das große Fenster und wärmte unsere kleinen Bäuche.

Jeder Tag war spannend, weil es immer etwas Neues zu entdecken gab. Wir waren voller Energie und Lebensfreude, und es machte großen Spaß, mit meinen Geschwistern zu spielen. Es war eine Zeit voller Entdeckungen und kleiner Abenteuer. Mehrmals am Tag kam unsere Hundemama zu uns, um uns zu füttern. Dazwischen spielte sie mit uns oder half uns, die Welt zu erkunden.

Nach und nach gewöhnten wir uns auch an das neue Welpenfutter, das wir aus dem Napf bekamen – wie es sich für richtige große Hunde gehörte. Der Züchter sorgte dafür, dass wir immer die richtige Menge zu essen bekamen, um gesund und stark zu wachsen.

Regelmäßig bekamen wir eine Wurmkur, und zwischendurch wurden wir von einer netten Tierärztin untersucht und geimpft. „Es ist sehr wichtig, dass ihr gegen eine ganze Reihe von Krankheiten geimpft werdet," erklärte die Tierärztin, während sie sich unsere Welpenzähne anschaute und unser Gewicht kontrollierte. „Bald geht ihr hinaus in die große weite Welt und trefft andere Hunde und auch andere Tiere. Damit ihr nicht krank werdet, bekommt ihr eine Impfung." Ich verstand nicht ganz, was sie meinte, aber ich vertraute meinem Züchter, der bestätigend nickte und lächelte.

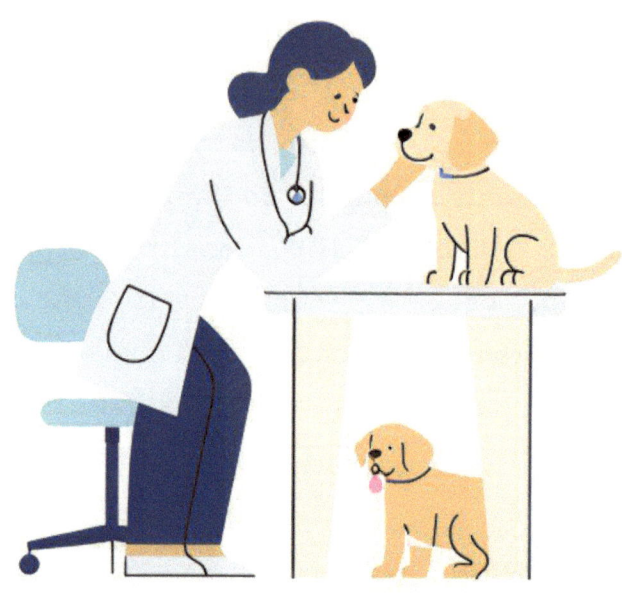

Eines Tages, als wir gerade in unserem Auslauf herumtollten, setzte sich der Züchter neben den Zaun, und ein neuer Besucher kam zu uns. Der Besucher war ein freundlicher Mann, der sich schon sehr auf uns freute. Er war ein Ausbilder für Assistenzhunde und war gekommen, um uns kennenzulernen. Der Züchter und der Ausbilder unterhielten sich angeregt, während sie uns durch den Zaun beobachteten. Unsere Hundemama lag entspannt neben dem Auslauf und genoss die Ruhe und die Streicheleinheiten der beiden Menschen.

„Es ist wirklich wichtig, sorgfältig die Elterntiere auszuwählen," erklärte der Züchter. „Sie sollten nicht nur gesund und gut erzogen sein, sondern auch einen ausgeglichenen Charakter haben. So können wir sicherstellen, dass die Welpen die besten Voraussetzungen haben, um später einmal starke und liebevolle Assistenzhunde zu werden."

Der Ausbilder nickte zustimmend. „Das stimmt. Die erste Zeit im Leben der Welpen ist entscheidend. Wenn sie in den ersten Wochen liebevoll und professionell aufgezogen werden, entwickeln sie sich zu selbstbewussten und gut sozialisierten Hunden. Das hilft ihnen, später die Aufgaben eines Assistenzhundes gut zu meistern."

Ich hörte den beiden Männern aufmerksam zu und fühlte mich stolz, Teil dieser besonderen Zeit zu sein. Der Züchter erklärte weiter, dass es nicht nur um die richtige Pflege, sondern auch um die liebevolle Ansprache und das Spielen mit uns ging. „Jeder Welpe braucht positive Erfahrungen, um Vertrauen zu entwickeln," sagte er. „Das ist die Basis, auf der die spätere Ausbildung aufbaut."

Der Ausbilder lächelte und meinte: „Und das sieht man bei diesen Welpen. Sie sind glücklich und neugierig, und das ist ein gutes Zeichen. Ich freue mich schon darauf, sie bei ihrer weiteren Reise zu begleiten."

Während ich den Worten der beiden lauschte, kuschelte ich mich an meine schlafenden Geschwister und schlief langsam ein. Es war schön zu wissen, dass so viel Aufmerksamkeit und Liebe in unsere Aufzucht gesteckt wurde. Ich wusste zwar noch nicht, was die Zukunft für mich bereithielt, aber ich spürte, dass ich auf dem richtigen Weg war – Schritt für Schritt, in Richtung eines besonderen Abenteuers als Assistenzhund.

Meine Welpenzeit war voller Spaß und Abenteuer. Ich lernte, mit anderen Hunden zu spielen, auf meinen Namen zu hören, und ich begann, die Welt um mich herum zu verstehen. Aber am wichtigsten war, dass ich lernte, dass ich zu einem Menschen gehören würde, der mich braucht und der mich lieben würde.

Und so ging die Zeit schnell vorbei, und bevor ich es wusste, war ich bereit für den nächsten Schritt in meinem Leben – das Training zum Assistenzhund.

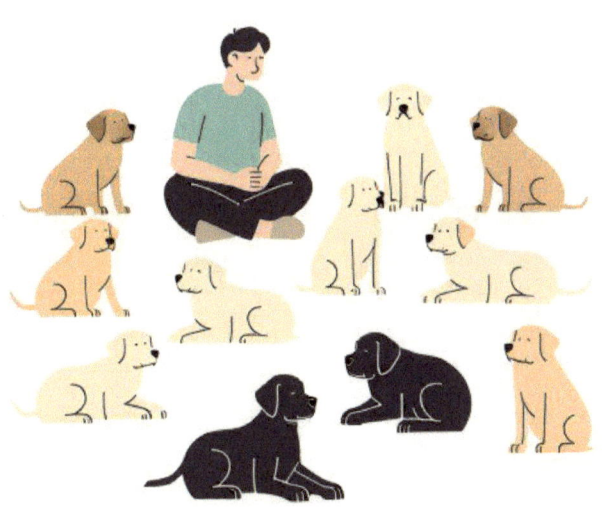

Die ersten Schritte in die große Welt – Das Training beginnt

Der Tag, an dem ich meinen Züchter verließ, war aufregend, aber auch ein wenig beängstigend. Ich wusste, dass etwas Wichtiges bevorstand, doch ich konnte nicht genau sagen, was es war. Als ich ins Auto stieg, hatte ich noch den vertrauten Geruch des Züchters in der Nase, aber ich spürte auch, dass es Zeit war, weiterzugehen.

Wir fuhren eine Weile, bis wir schließlich an einem Haus anhielten, das von einem großen Garten umgeben war. Dort traf ich meinen Ausbilder wieder. Ich erinnerte mich, dass er Nils hieß und ich fühlte mich sofort wohl bei ihm. In seinem Haus lebten bereits drei andere Hunde: ein älterer Beaglerüde, der Privathund des Trainers, eine zweijährige Labradorhündin die auf den Namen Lilli hörte, die fast ihre Ausbildung als Assistenzhund für ein neun Jahre altes Mädchen abgeschlossen hatte, und ein neun Monate alter Goldendoodle mit dem Namen Muffin, der vor lauter Neugier und Aufregung kaum stillstehen konnte.

Der Abschied vom Züchter fiel mir schwer, doch der Trainer machte es mir leicht, mich einzuleben. Die ersten Tage in meinem neuen Zuhause waren aufregend. Ich erkundete jeden Winkel des Hauses und des Gartens und begann, mich mit den anderen Hunden anzufreunden. Der ältere Beagle war ruhig und geduldig und zeigte mir, wie man sich im neuen Zuhause verhält. Die Labradorhündin war voller Energie, aber auch sehr hilfsbereit. Der junge Goldendoodle war wie ich – neugierig auf die Welt und immer bereit zum Spielen.

Das Training begann sofort. Mein Trainer Nils führte mich behutsam in meine neuen Aufgaben ein. Zuerst lernte ich, auf einfache Befehle wie „Sitz" und „Platz" zu hören. Es war nicht leicht, aber mein Trainer war geduldig. Er zeigte mir immer wieder, was ich tun sollte, und belohnte mich jedes Mal, wenn ich es richtig machte. Ich lernte schnell, dass es sich lohnt, auf ihn zu hören.

Die ersten Wochen des Trainings waren intensiv. Ich lernte, an der Leine zu gehen, ohne zu ziehen, und auf das zu hören was Nils sagte, egal, was um mich herum passierte. Ich traf auch andere Welpen und Junghunde, die wie ich in der Ausbildung waren. Es war spannend, neue Freunde zu finden und gemeinsam zu lernen. Manchmal war es schwer, sich zu konzentrieren, besonders wenn wir draußen auf der großen Wiese trainierten und es so viele interessante Gerüche und Geräusche gab. Aber ich wusste, dass ich mich anstrengen musste, um ein guter Assistenzhund zu werden.

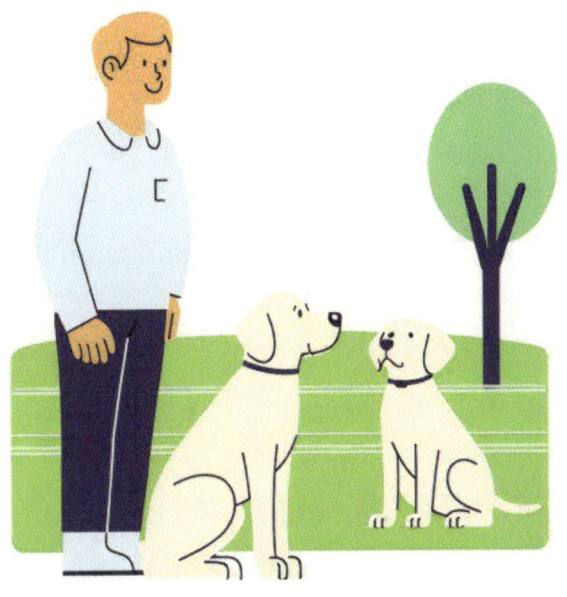

Die ersten Wochen in meinem neuen Zuhause vergingen wie im Flug, und ich freute mich darauf, endlich die ersten Schritte in die große Welt des Trainings zu machen. Eines Tages erfuhr ich, dass ich nicht nur mit meinem Ausbilder Nils arbeiten würde, sondern auch die Gelegenheit hatte, andere Welpen und Junghunde zu treffen, die ebenfalls trainiert wurden. Das versprach ein aufregendes Abenteuer zu werden!

Nils führte mich zu einem großen Trainingsbereich, der speziell für Welpen und Junghunde eingerichtet war. Als ich eintrat, sah ich bereits einige meiner neuen Freunde: einen lebhaften Labrador-Mischling, einen eleganten Pudelrüden und einen fröhlichen Collie-Welpen. Sie begrüßten mich aufgeregt, und ich spürte sofort, dass ich hier viel lernen und Spaß haben würde.

Unser erstes gemeinsames Training begann mit einer Einführung in die Grundkommandos. Nils erklärte uns geduldig, dass diese Befehle die Basis für alles Weitere bilden würden. „Die Grundkommandos helfen euch, zu verstehen, was von euch erwartet wird," sagte er. „Sie sind der erste Schritt, um ein guter Assistenzhund zu werden."

Wir starteten mit dem Kommando „Sitz". Nils zeigte uns, wie wir uns auf unseren Popo niederlassen sollten, und lobte uns, wenn wir es richtig machten. Es war am Anfang ein wenig knifflig, aber als ich den Dreh raus hatte, fand ich es ziemlich einfach und machte es gerne. Jeder Erfolg wurde mit einem kleinen Leckerli belohnt, und das machte das Lernen gleich noch spannender!

Als Nächstes lernten wir das Kommando „Platz". Hierbei mussten wir uns auf den Boden legen und ruhig bleiben. Der Ausbilder lobte uns ausgiebig, wenn wir die Position hielten, und erklärte, dass dieses Kommando besonders wichtig sei, wenn wir uns in der Nähe von Menschen oder in Situationen mit vielen Reizen ruhig verhalten sollten.

Nachdem wir diese beiden Grundkommandos gemeistert hatten, führte der Ausbilder uns in das Kommando „Komm" ein. Dieses

Kommando war besonders wichtig für unsere Sicherheit und dafür, dass wir stets aufmerksam bleiben. Der Ausbilder rief uns, und wir mussten zu ihm kommen. Ich fand es spannend, so schnell zu ihm zu laufen und die Freude in seinem Gesicht zu sehen, wenn wir das Kommando perfekt ausführten.

Zusätzlich zum Training in den Grundkommandos durften wir auch etwas über die soziale Interaktion lernen. Nils zeigte uns, wie man sich freundlich begrüßt und wie man sich in verschiedenen Situationen angemessen verhält. Wir übten, uns ruhig und respektvoll zu verhalten, wenn wir mit anderen Hunden und Menschen in Kontakt kamen.

Es machte mir großen Spaß, die neuen Fähigkeiten zu lernen und dabei auch noch neue Freunde zu haben. Die anderen Welpen und Junghunde waren freundlich und hilfsbereit, und wir unterstützten uns gegenseitig bei den Übungen. Der Austausch und das gemeinsame Lernen machten das Training besonders angenehm und motivierend.

Wir wurden häufig gelobt und Nils betonte, wie wichtig es sei, die Grundkommandos sicher zu können, bevor wir zu weiteren, schwierigeren Aufgaben übergehen könnten. Jeder Tag brachte neue Herausforderungen und Erfolge, und ich war voller Vorfreude auf die nächsten Schritte auf meinem Weg, ein Assistenzhund zu werden.

Nachdem ich die ersten Schritte im Training gemeistert hatte, war es Zeit, mein Verhalten mit anderen Hunden und Tieren weiter auszubauen. Als erfahrener Ausbilder wusste Nils ganz genau, wie wichtig es ist, dass wir nicht nur die Grundkommandos lernen, sondern auch gut mit anderen Hunden und Tieren zurechtkommen. Deshalb begaben wir uns regelmäßig auf spannende Ausflüge, um verschiedene Tiere und Umgebungen kennenzulernen.

Eines der ersten Abenteuer führte uns in einen großen Hundepark.

Dieser Ort war wie ein riesiger Spielplatz für mich, voller anderer Hunde, die ebenfalls dort waren, um sich auszutoben und neue Freunde zu finden. Nils führte mich an der Leine und zeigte mir, wie ich mich ruhig und freundlich verhalten sollte, wenn wir auf andere Hunde trafen.

Als wir den Park betraten, begegneten wir einer fröhlichen Gruppe von Hunden: einem großen Bernhardiner, einem kleinen Spitz und einem energischen Jack Russell Terrier. Jeder Hund hatte seine eigene Art, sich zu bewegen und zu kommunizieren. Der Bernhardiner war gelassen und freundlich, der Zwergspitz tollte fröhlich umher,

und der Jack Russell Terrier war
neugierig und verspielt.

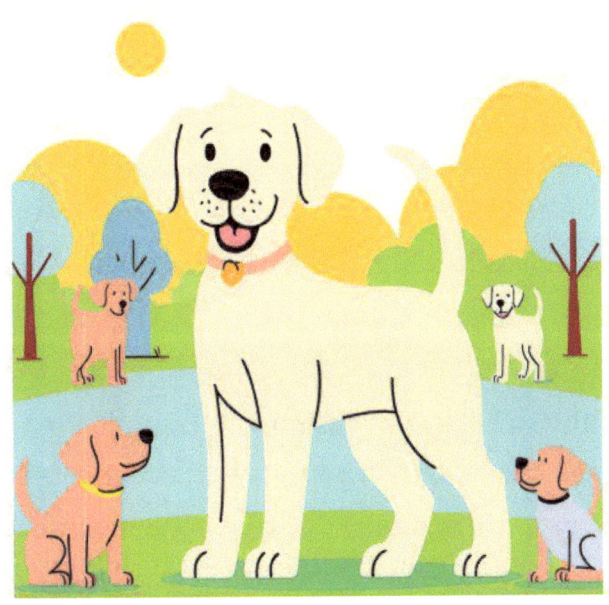

Ich lernte schnell, wie wichtig es war, auf die Körpersprache der anderen Hunde zu achten. Nils erklärte mir, dass ein freundliches Verhalten oft durch entspannte Körperhaltung und einen freundlichen Schwanzwedeln signalisiert wird.

„Jeder Hund hat seine eigene Art, sich auszudrücken," sagte der Ausbilder. „Wenn du auf andere Hunde triffst, ist es wichtig, ihre Signale zu erkennen und dich entsprechend zu verhalten. So zeigst du, dass du ein freundlicher und respektvoller Spielkamerad bist."

Während des Besuchs im Hundepark übte ich, auf andere Hunde zuzugehen, mich ihnen vorzustellen und ruhig zu bleiben. Mein Ausbilder gab mir immer wieder kleine Tipps, wie ich mich verhalten sollte. Er erklärte, dass es wichtig sei, sich nicht zu stürmisch zu zeigen und den anderen Hunden genügend Raum zu lassen. Ein langsames Annähern und sanftes Schnüffeln waren oft der beste Weg, um neue Bekanntschaften zu schließen.

Nicht nur die Hunde im Park waren interessant – wir besuchten auch einen nahegelegenen Bauernhof, um verschiedene Haustiere kennenzulernen. Dort gab es Hühner,

Ziegen und sogar ein paar freundliche Pferde und Kühe. Der Ausbilder zeigte mir, wie man sich auch diesen Tieren gegenüber respektvoll verhält. „Jede Tierart hat ihre eigenen Besonderheiten," sagte er. „Es ist wichtig, ruhig und gelassen zu bleiben, um ihnen keine Angst zu machen."

Die Begegnungen mit den verschiedenen Tieren halfen mir, eine ruhige und selbstbewusste Haltung zu entwickeln. Die Hühner, die wild umherliefen, und die Ziegen, die neugierig an uns schnupperten, waren neue Herausforderungen, die mir zeigten, wie wichtig es ist, auf unterschiedliche Verhaltensweisen der Tiere vorbereitet zu sein. Durch positive Verstärkung und Geduld lernte ich, mich in verschiedenen Situationen angemessen zu verhalten.

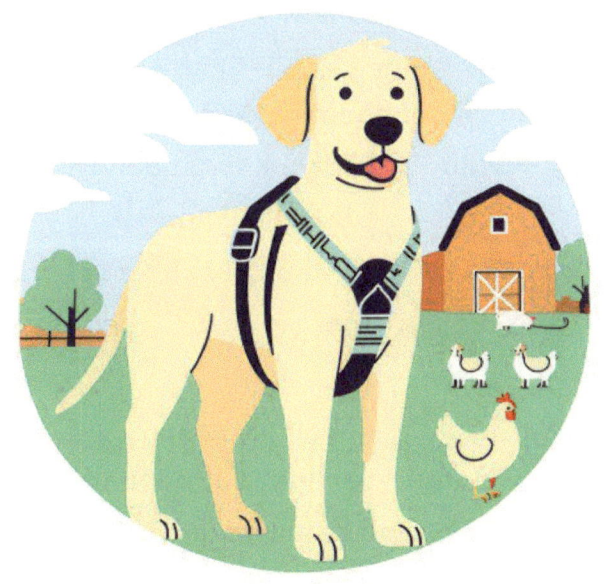

In der Nachbarschaft, in der wir regelmäßig spazieren gingen, begegneten wir oft anderen Hunden und deren Besitzern. Diese Spaziergänge boten eine weitere Gelegenheit, meine Sozialisation zu üben. Mein Ausbilder Nils zeigte mir, wie wichtig es ist, freundlich und gelassen auf andere Hunde und Menschen zuzugehen. Wir übten das „Sitz"- und „Platz"-Kommando in der Nähe von anderen Hunden, um sicherzustellen, dass ich mich in jeder Situation gut benehmen konnte.

Es war faszinierend zu beobachten, wie Hunde kommunizieren und sich verständigen. Durch das Beobachten und Üben lernte ich, auf die feinen

Signale der anderen Hunde zu achten und entsprechend zu reagieren. Die Kommunikation unter Hunden geschieht oft durch Körpersprache, wie das Wedeln mit dem Schwanz, das Lecken der Schnauze oder das Senken der Ohren. Diese subtile Sprache half mir, mich in der Welt der Hunde besser zurechtzufinden.

Jede dieser Erfahrungen brachte mich meinem Ziel näher, ein gut sozialisierter und ausgeglichener Assistenzhund zu werden. Die vielfältigen Begegnungen und das Training halfen mir, mich sicher und selbstbewusst in verschiedenen Situationen zu fühlen. Der Weg war aufregend und lehrreich, und ich

freute mich auf die nächsten
Schritte auf meiner Reise.

Neue Freunde und ihre Aufgaben

In den Wochen, in denen ich mich weiter auf meine Ausbildung als Assistenzhund vorbereitete, hatte ich die Gelegenheit, viele andere Hunde zu treffen, die ebenfalls eine besondere Aufgabe in ihrem Leben hatten. Jeder von ihnen befand sich auf einer spannenden Reise und hatte interessante Aufgaben zu erfüllen. Es war faszinierend zu sehen, wie unterschiedlich und doch ähnlich unsere Wege waren.

Der erste Hund, den ich kennenlernte, war Max, ein Blindenführhund in Ausbildung. Max war ein stolzer, schwarzer Labrador, der sich bereits sehr gut im Umgang mit seiner Führleine und den verschiedenen Befehlen auskannte. Er erzählte mir von seiner Aufgabe, Menschen mit Sehbehinderungen sicher durch ihre Umgebung zu führen. „Es ist wichtig, dass ich aufmerksam bleibe und alle Hindernisse frühzeitig erkenne," erklärte Max. „Ich lerne, wie ich meinem zukünftigen Menschen helfen kann, sicher und selbstständig unterwegs zu sein. Es ist eine große Verantwortung, aber es macht mich stolz, so wichtig zu sein."

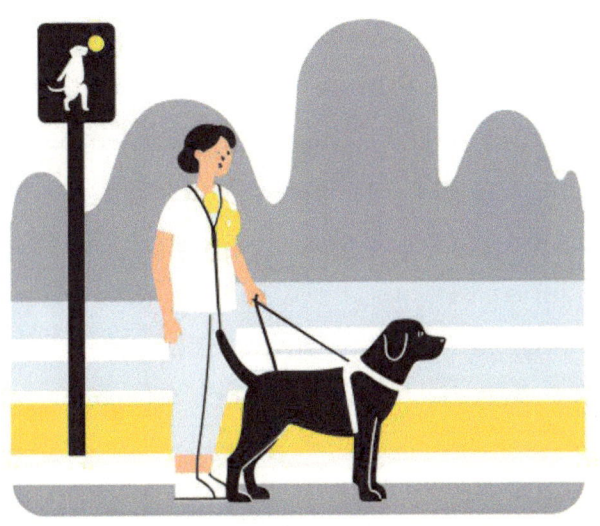

Als Nächstes traf ich Bella, eine Mobilitätsassistenzhündin, die bereits in der fortgeschrittenen Phase ihrer Ausbildung war. Bella war eine elegante Golden Retriever-Hündin, die einem netten älteren Herrn half, sich sicher und unabhängig fortzubewegen. „Meine Aufgabe ist es, meinen Menschen bei alltäglichen Aktivitäten zu unterstützen, wie das Öffnen von Türen, das Aufheben von Gegenständen und das Stabilisieren beim Gehen," erklärte Bella. „Es erfordert viel Training, um diese Aufgaben präzise zu erfüllen, aber es ist unglaublich erfüllend zu sehen, wie mein Mensch dadurch mehr Selbstständigkeit gewinnt."

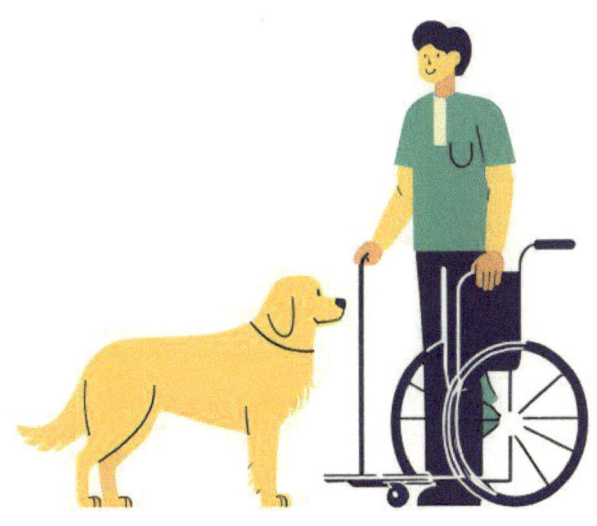

Dann lernte ich Charlie kennen, einen Epilepsie-Warnhund, der bereits bei seiner Familie lebte. Charlie war ein energischer, fröhlicher Beagle mit einer besonderen Fähigkeit: Er konnte frühzeitig Anzeichen erkennen, wenn seinem Besitzer ein epileptischer Anfall bevorstand. „Ich spüre subtile Veränderungen bei meinem Menschen und habe gelernt, wie ich ihn warnen kann, damit er sich vorbereiten kann," erzählte Charlie. „Es ist eine große Verantwortung, aber es ist auch sehr wichtig, damit mein Mensch sicher ist und rechtzeitig Hilfe bekommt."

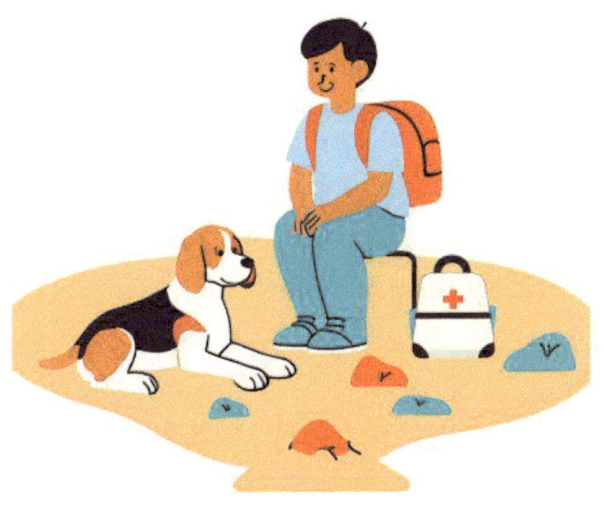

Zuletzt begegnete ich Lucy, einem Signalhund, der bei einer großen englischen Ausbildungsstätte trainiert wurde. Lucy war eine kluge Collie-Hündin, die speziell darauf trainiert wurde, auf bestimmte Geräusche und Signale zu reagieren. „Meine Aufgabe ist es, bestimmte Geräusche zu erkennen, wie das Klingeln eines Telefons oder das Geräusch eines Herdes," erklärte Lucy. „Wenn ich diese Geräusche höre, gebe ich meinem Menschen ein Signal, damit er rechtzeitig reagieren kann. Da er nicht hören kann, bin ich es, die ihm all diese Geräusche anzeigt. Es ist ein spannendes Training, bei dem ich lernen muss, sehr aufmerksam und präzise zu sein."

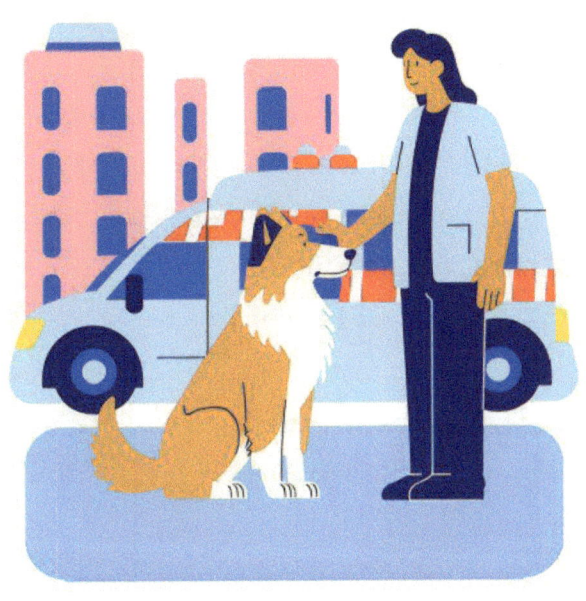

Das Treffen mit diesen anderen Assistenzhunden war beeindruckend und inspirierend. Jeder von ihnen hatte eine besondere Aufgabe, und ihre Geschichten zeigten mir, wie vielseitig und wichtig die Arbeit von Assistenzhunden ist. Es war spannend zu erfahren, wie wir alle unterschiedliche Fähigkeiten und Trainings benötigen, um unseren Menschen bestmöglich zu unterstützen.

Während ich mit ihnen sprach, wurde mir klar, wie wichtig es ist, dass jeder Assistenzhund seine Aufgabe mit Engagement und Hingabe erfüllt. Die Vielfalt der Aufgaben, die wir übernehmen können, macht uns zu einem wertvollen Teil des

Lebens vieler Menschen. Ich fühlte mich motiviert und begeistert, meinen eigenen Weg zu finden und mein Bestes zu geben, um ebenfalls einen bedeutenden Beitrag zu leisten.

Die Begegnungen mit Max, Bella, Charlie und Lucy zeigten mir, wie unterschiedlich die Herausforderungen und Belohnungen in unserem "Job" sein können. Ich wusste, dass ich noch viel lernen musste, aber ich war entschlossen, meinen Platz als Assistenzhund mit Herz und Leidenschaft einzunehmen.

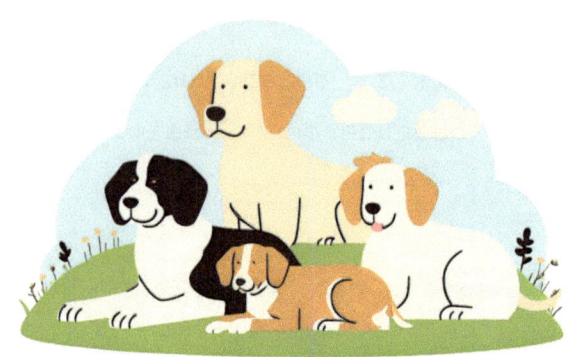

Der große Gesundheitscheck und die Eignungsfeststellung

Als ich etwa siebzehn Monate alt war, stand ein ganz besonderer Tag an: mein großer Gesundheitscheck beim Tierarzt. Es war eine wichtige Untersuchung, um sicherzustellen, dass ich körperlich fit und gesund genug war, um meine Ausbildung als Assistenzhund fortzusetzen. Mein Ausbilder Nils hatte mir erklärt, dass dieser Termin ein entscheidender Schritt auf meinem Weg war. Nur wenn ich gesund sei, könne ich mit meiner Ausbildung weiter machen.

Wir fuhren zu einer modernen Tierarztpraxis, die viel Platz und viele freundliche Mitarbeiter hatte. Schon beim Betreten des Gebäudes konnte ich die vertrauten Geräusche der Praxis hören – das Summen des Empfangs, das leise Klappern von Hundenäpfen und das sanfte Gespräch der Tierarzthelfer. Die Gerüche waren ebenfalls unverkennbar: die Mischung aus Desinfektionsmitteln und den Düften anderer Hunde und Katzen.

Als wir aufgerufen wurden, führte mich Nils zuerst auf die Waage und dann in das Untersuchungszimmer.

Der Tierarzt, ein freundlicher Mann mit einer ruhigen Stimme, begrüßte mich mit einem Lächeln. Ich war neugierig und aufgeregt, aber auch bereit für das, was kommen würde. Als mein Ausbilder mich zum Untersuchungstisch führte, sprang ich voller Energie und Selbstbewusstsein auf den Tisch. Das schien den Tierarzt zu erfreuen, und er lobte mich dafür, wie brav ich war.

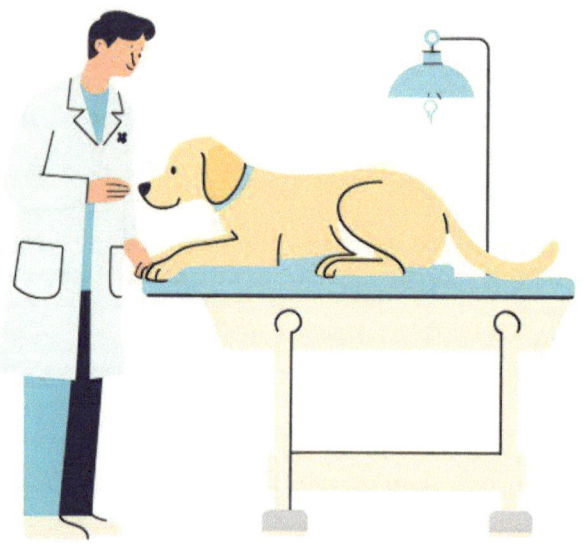

Zuerst überprüfte er mein Gewicht und meine Größe, notierte alles in seinem Notizbuch und lobte mich, wie gut ich mich entwickelt hatte. Dann untersuchte er meine Ohren und Augen und schaute sich meine Zähne genau an. Ich musste ein wenig die Augen zusammenkneifen, als er mit einer kleinen Lampe in meine Ohren schien, aber ich blieb ruhig und ließ ihn gewähren.

Als Nächstes hörte er mit einem Stethoskop mein Herz ab. Ich spürte den leichten Druck auf meiner Brust, während er lauschte, ob mein Herz gleichmäßig und stark schlug. Es war ein beruhigendes Gefühl zu wissen, dass alles in Ordnung war.

An meinem Vorderbein nahm der Tierarzt mir mehrere kleine Röhrchen Blut ab. "Die geben wir in unser Labor, das untersucht ob auch mit deinem Blut alles in Ordnung ist," erklärte er mir, während ich ihm ins Ohr pustete. "Dein Blut zeigt uns, ob du krank bist ohne dass wir das sehen können. Aber ich rechne nicht damit dass da etwas nicht stimmt."

Der Tierarzt erklärte meinem Ausbilder, dass alles bisher gut aussah, und bereitete mich auf den nächsten Teil der Untersuchung vor: die Röntgenaufnahmen. Diese waren notwendig, um sicherzustellen, dass meine Hüfte, meine Ellenbogen und mein Rücken gesund waren und keine versteckten Probleme hatten, die später zu Schmerzen oder Einschränkungen führen könnten.

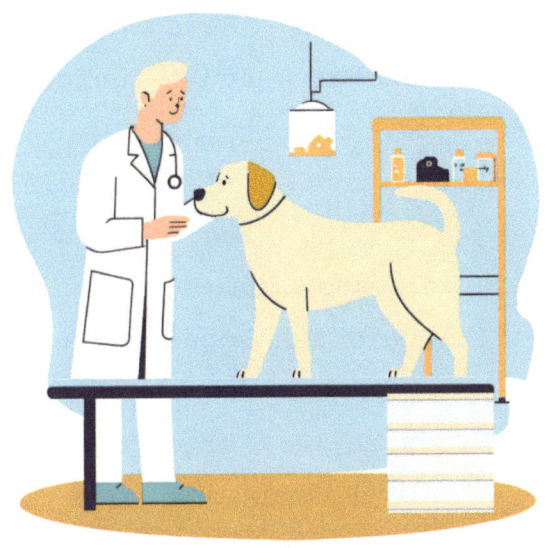

Doch bevor die Röntgenaufnahmen gemacht waren, gab es noch einen letzten Teil der Untersuchung: die allgemeine Beurteilung meiner Bewegungskoordination und meines

Verhaltens. Der Tierarzt bat mich, einige einfache Bewegungen wie Sitzen, Stehen und Laufen zu machen, um sicherzustellen, dass ich mich normal und schmerzfrei bewegen konnte. Ich folgte den Anweisungen und fühlte mich dabei voller Energie und Begeisterung.

Der Tierarzt erklärte mir, dass ich für die Röntgenaufnahmen ruhig und still auf einer speziellen Liege liegen müsste. Daher würde ich ein Narkosemittel bekommen. Davon würde ich tief und fest schlafen und erst wieder wach werden, wenn die Bilder gemacht seien. Das war ein wenig ungewohnt. Aber ich vertraute dem Tierarzt und meinem Ausbilder und legte mich entspannt hin.

Die Röntgenaufnahmen waren schnell gemacht. "Die Röntgenbilder werden uns zeigen, ob seine Gelenke und Knochen gesund sind," erklärte er. „Wir überprüfen alles sorgfältig, so dass wir sicher sein können, dass Buddy keine Probleme hat, die seine zukünftige Arbeit als Assistenzhund beeinträchtigen könnten.“

Am Ende der Untersuchung sagte der Tierarzt zu meinem Ausbilder: „Alles sieht hervorragend aus. Die Röntgenbilder sind klar, und die Ergebnisse der Blutuntersuchung werden wahrscheinlich ebenfalls positiv sein. Buddy ist gesund und fit, um die Ausbildung als Assistenzhund fortzusetzen."

Ich fühlte mich erleichtert und stolz, als ich hörte, dass alles in Ordnung war. Der Tierarzt lobte mich für mein gutes Verhalten während der Untersuchung und versicherte mir, dass ich einen wichtigen Schritt auf meinem Weg zum Assistenzhund gemacht hatte.

Mit einem zufriedenen Gefühl verließen wir die Tierarztpraxis und ich konnte es kaum erwarten, meine Ausbildung fortzusetzen und mein Bestes zu geben. Der große Gesundheitscheck hatte mir gezeigt, dass ich körperlich fit und bereit war, die nächsten Herausforderungen anzunehmen. Ich wusste, dass ich auf einem guten Weg war und freue mich darauf, weiterzulernen und mich auf meine Zukunft als Assistenzhund vorzubereiten.

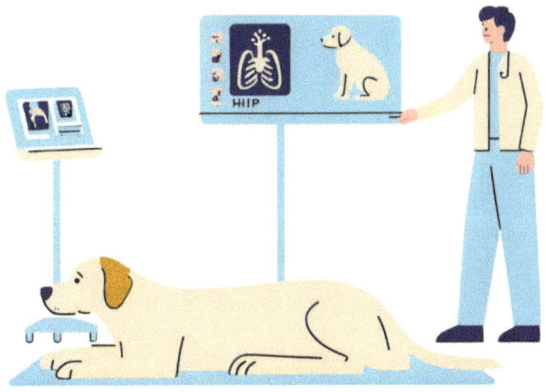

Die Eignungsfeststellung

Mit 18 Monaten war ich nun alt genug, um zu zeigen, dass ich das Zeug dazu hatte, ein echter Assistenzhund zu werden.

Mein Ausbilder und ich fuhren zu einem großen Trainingsgelände, das speziell für Assistenzhunde eingerichtet war. Es war ein beeindruckender Ort mit vielen Bereichen, die verschiedenen Situationen aus dem Alltag nachempfunden waren. Hier sollte ich zeigen, was ich bisher gelernt hatte und wie ich mich in

unterschiedlichen   Situationen
verhielt.

Als wir ankamen, wurden wir von
einer freundlichen Frau begrüßt,
die mir erklärte, was heute auf dem
Programm stand. Sie war eine
erfahrene Prüferin und würde genau
beobachten,   wie   ich   auf
verschiedene   Aufgaben   und
Herausforderungen reagierte. Mein
Ausbilder blieb an meiner Seite und
gab mir das beruhigende Gefühl,
dass alles gut werden würde.

Die Prüfung begann. Zuerst musste
ich   zeigen,   dass   ich   die
Grundkommandos wie „Sitz", „Platz",
„Komm her" und „Bleib" perfekt
beherrschte.   Der   Test   umfasste

sowohl ruhige als auch ablenkende Situationen. Während ich die Kommandos ausführte, wurde ich von verschiedenen Geräuschen und Bewegungen umgeben, aber ich konzentrierte mich auf meine Aufgaben und blieb ruhig.

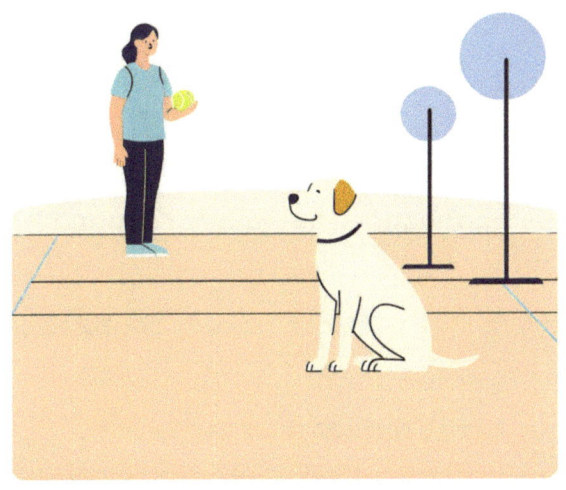

Ein weiterer Teil der Prüfung
prüfte meine Fähigkeit, auf meinen
Ausbilder zu hören, wenn wir uns in
einer belebten Umgebung mit vielen
Menschen und anderen Hunden
befanden. Ich musste zeigen, dass

ich mich nicht ablenken ließ und eng bei Nils blieb. Es war fast so, als könnten wir ohne Worte miteinander kommunizieren – ich wusste genau, was von mir erwartet wurde und handelte entsprechend.

Die Prüferin beobachtete aufmerksam, wie ich auf die Herausforderungen reagierte. Sie stellte sicher, dass ich in stressigen Situationen gelassen blieb und mich sicher und zuverlässig verhielt. Die Beurteilung umfasste auch praktische Aufgaben, bei denen ich zeigen musste, wie gut ich alltägliche Situationen meistern konnte, wie das Öffnen von Türen oder das Aufheben von Gegenständen.

Nachdem die Prüfung abgeschlossen war, wandte sich die Prüferin an meinen Ausbilder. Sie nickte ihm zufrieden zu und lächelte mich an. „Buddy, du hast die Eignungsfeststellung mit Bravour bestanden!" sagte sie. Mein Ausbilder strahlte vor Stolz und lobte mich ausgiebig. Die Anerkennung war ein bedeutender Moment für uns beide.

Doch die aufregendste Nachricht des Tages folgte als Nächstes: Die Prüferin erklärte mir, dass ich nun offiziell ein Autismus-Assistenzhund werden würde. Auch wenn ich die Details noch nicht vollständig verstand, wusste ich, dass dies eine besondere Aufgabe war. Meine neue Aufgabe würde es sein, einem Menschen im Autismus-Spektrum Sicherheit und Unterstützung zu bieten.

Zu diesem Anlass erhielt ich etwas ganz Besonderes: eine eigene Kenndecke, auf der „Assistenzhund in Ausbildung" stand. Die rote Decke hatte zusätzlich mein Name „Buddy" darauf gestickt. Mein Ausbilder legte mir die Decke vorsichtig an, und ich fühlte mich sofort noch wichtiger und verantwortungsbewusster.

Mit diesem Schritt war die Eignungsfeststellung nicht nur ein Test, sondern auch der Beginn einer neuen Phase in meinem Leben. Ich spürte, dass ich auf dem besten Weg war, ein echter Assistenzhund zu werden. Die Herausforderungen, die vor mir lagen, waren spannend und bedeutungsvoll, und ich freute mich darauf, meine zukünftige Aufgabe als Autismus-Assistenzhund mit ganzem Herzen anzunehmen.

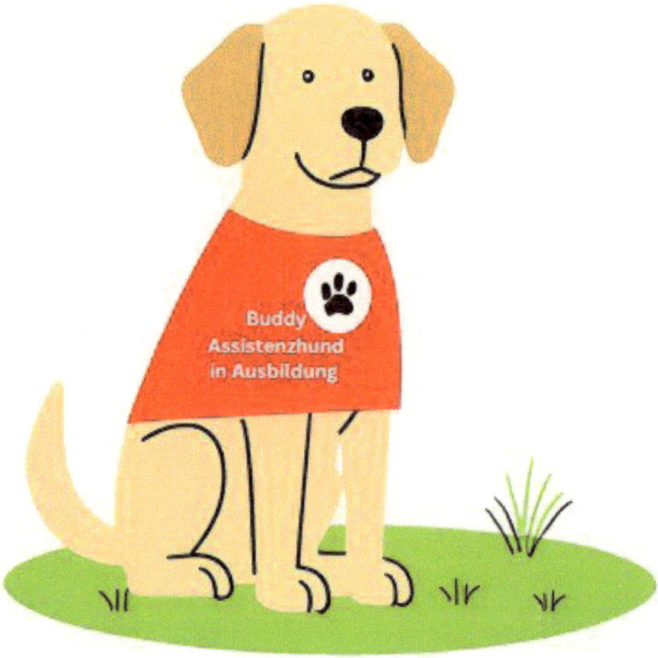
Buddy
Assistenzhund
in Ausbildung

Spezialausbildung zum
Autismus-Assistenzhund

Nachdem ich die Eignungs-
feststellung bestanden hatte,
begann für mich ein neuer Abschnitt
in meiner Ausbildung – die
Spezialausbildung zum Autismus-
Assistenzhund. Dies war eine
besonders wichtige Phase, denn ich
sollte lernen, wie ich einem
Menschen mit Autismus im Alltag
helfen kann.

Mein Ausbilder erklärte mir, dass
ich nun spezielle Aufgaben lernen

würde, die mich zu einem wertvollen Begleiter machen sollten. Eine der ersten Fähigkeiten, die ich erwerben musste, war das Erkennen von Stresssignalen bei Menschen. Es war wichtig, zu lernen, wie sich Stress oder Überforderung durch Veränderungen in der Atmung, unruhige Bewegungen oder eine Tendenz zum Rückzug zeigen konnten. Meine Aufgabe war es, diese Anzeichen frühzeitig zu erkennen und entsprechend zu reagieren.

Um dies zu üben, stellte mein Ausbilder verschiedene Szenarien nach, in denen ich beobachten musste, wie er sich verhielt. Manchmal imitierte er jemanden, der nervös war und sich schnell hin und her bewegte. In solchen Momenten lernte ich, ruhig zu bleiben und mich langsam zu ihm zu setzen. Ich legte meinen Kopf sanft auf seinen Schoß oder drückte mich sanft an ihn, um ihm zu zeigen, dass ich da war und dass er sich entspannen konnte. Es war beeindruckend zu sehen, wie meine Anwesenheit half, die Anspannung zu lösen.

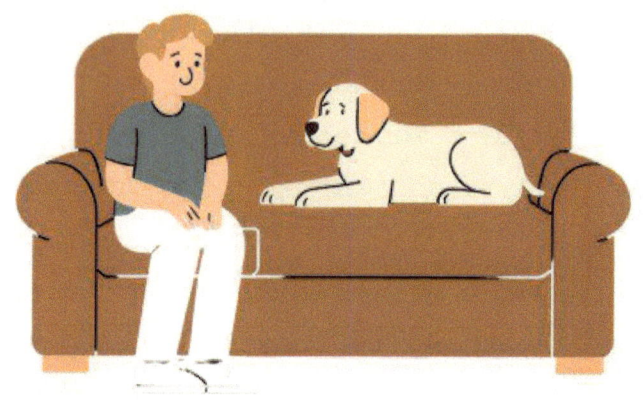

Eine weitere bedeutende Aufgabe war das Beruhigen durch Körperkontakt. Menschen mit Autismus können in bestimmten Situationen stark überfordert sein. Hier konnte ich durch körperliche

Nähe und sanfte Berührungen helfen, ihnen ein Gefühl von Sicherheit zu geben. Mein Ausbilder brachte mir bei, wie ich mich in solchen Momenten an ihn lehnen und ihn sanft anstupsen konnte.

Um dies zu üben, legte sich mein Ausbilder auf den Boden oder ein Sofa und tat so, als wäre er sehr aufgeregt. Meine Aufgabe war es, mich dicht an ihn zu schmiegen und ruhig zu bleiben, bis er sich entspannte. Anfangs war das nicht immer einfach, besonders wenn ich selbst aufgeregt war, aber ich lernte, dass es entscheidend war, ruhig und gelassen zu bleiben, um meinem zukünftigen Menschen effektiv zu helfen.

Ein weiteres wichtiges Element war das Schaffen von sicheren Räumen. Menschen mit Autismus benötigen manchmal einen Ort, an dem sie sich zurückziehen können, wenn die Umgebung zu überwältigend wird. Mein Ausbilder Nils zeigte mir, wie ich in solchen Momenten einen sicheren Raum für meinen zukünftigen Menschen schaffen konnte. Das bedeutete oft, ihn zu einem ruhigen Ort zu führen oder ihn sanft aus einer stressigen Situation heraus zu lotsten.

Diese Aufgaben waren neu und herausfordernd für mich, aber auch unglaublich spannend. Ich verstand, dass meine Rolle als Assistenzhund weit über das Beherrschen der

Grundkommandos hinausging. Es ging darum, eine tiefe Verbindung zu meinem zukünftigen Menschen aufzubauen und ihm in den schwierigsten Momenten beizustehen. Ich fühlte mich motiviert, diese speziellen Fähigkeiten zu meistern, um meinem zukünftigen Menschen auf jede erdenkliche Weise zu unterstützen.

Freizeit ist toll!

Doch bei all dem Training war es auch wichtig, dass ich genug Zeit zum Entspannen und Spielen hatte. Mein Ausbilder wusste, dass ich mich nur dann richtig konzentrieren konnte, wenn ich auch genügend Ausgleich bekam. Deshalb unternahmen wir jeden Tag lange Spaziergänge in der Natur. Ich liebte es, durch die Felder und Wälder zu laufen, neue Gerüche zu entdecken und einfach mal die Seele baumeln zu lassen.

In der Ausbildungsstätte lebten auch andere Hunde, und ich freute mich immer darauf, mit ihnen zu spielen. Besonders gern verbrachte ich Zeit mit Muffin, dem Goldendoodle, der schon bei meiner Ankunft bei meinem Ausbilder lebte. Wir beide waren jetzt die „Großen", und auch Muffin sollte ein Autismus-Assistenzhund werden. Er war schnell und geschickt, und wir jagten oft gemeinsam nach Bällen oder tollten einfach über die Wiesen. Es tat gut, nach den intensiven Trainingseinheiten ausgelassen spielen zu können und die Energie rauszulassen.

An warmen Tagen gingen wir oft zum nahegelegenen See. Wasser war schon immer meine große Leidenschaft, und ich konnte es kaum erwarten, ins kühle Nass zu springen. Schwimmen war nicht nur ein toller Sport, der mich fit hielt, sondern auch eine wunderbare Möglichkeit, mich zu entspannen und den Kopf freizubekommen. Oft schwammen wir zusammen um die Wette, und ich genoss es, wie das Wasser an mir vorbeiströmte und die Sonne auf meiner Haut wärmte.

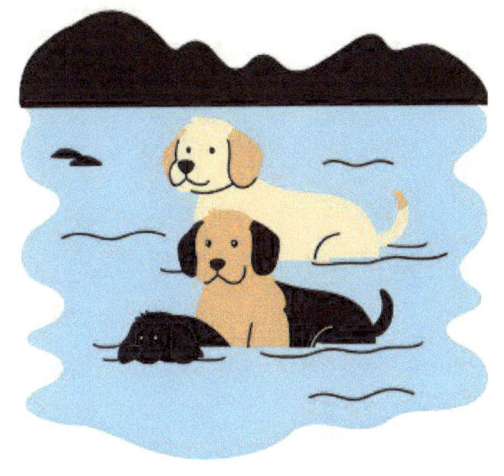

Jeden Abend, nach einem ereignisreichen Tag, legte ich mich zufrieden in mein Körbchen. Ich wusste, dass ich viel gelernt und erlebt hatte, aber auch, dass ich genug Zeit zum Spielen und Entspannen bekommen hatte. Diese

Balance war wichtig, damit ich jeden Tag aufs Neue motiviert und konzentriert lernen konnte.

So vergingen die Tage, und ich merkte, wie ich immer besser in meinen Aufgaben wurde. Mein Ausbilder war stolz auf mich, und ich fühlte mich auf dem richtigen Weg – bereit, ein treuer und hilfreicher Begleiter für meinen zukünftigen Menschen zu werden.

Eines Tages, während meiner Ausbildung zum Autismus-Assistenzhund, hatte ich eine große Überraschung: Ich traf einen alten Freund aus meiner Welpenzeit! Es war der Labradoodle, mit dem ich früher in der Welpengruppe gespielt hatte. Damals waren wir beide kleine, neugierige Welpen, die gemeinsam die Welt erkundeten. Jetzt war er zu einem stattlichen jungen Hund herangewachsen, und wie ich, war er ebenfalls auf dem Weg, ein Assistenzhund zu werden. Doch seine Aufgabe war eine ganz besondere – er sollte ein PTBS-Assistenzhund werden.

Wir freuten uns beide sehr, uns wiederzusehen. Nachdem wir uns kurz beschnüffelt und ein bisschen herumgetollt hatten, setzten wir uns in den Schatten eines Baumes, und mein Freund erzählte mir von seiner Ausbildung. PTBS* steht für Posttraumatische Belastungsstörung, erklärte er mir. Das ist eine sehr ernste Sache, die Menschen betrifft, die Schlimmes erlebt haben und sich oft in ihrer eigenen Welt gefangen fühlen.

„Meine Aufgabe," begann der Labradoodle, „wird es sein, einem Menschen zu helfen, der von dieser Störung betroffen ist. Sie haben oft Angst, fühlen sich schnell überwältigt und manchmal können sie nicht gut schlafen oder fühlen sich in der Nähe anderer Menschen unwohl. Ich werde dafür ausgebildet, ihn in solchen Momenten zu unterstützen und ihm zu zeigen, dass er nicht allein ist."

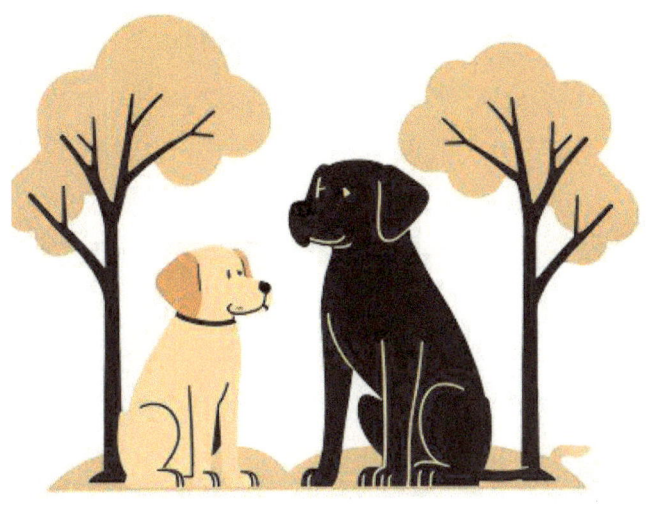

Ich war beeindruckt. Mein Freund
erzählte mir, dass er spezielle
Techniken lernt, um seine
zukünftige Person zu beruhigen,
wenn sie gestresst ist oder sich in
einer schwierigen Situation

befindet. „Zum Beispiel," erklärte er, „lerne ich, wie ich auf bestimmte Kommandos reagiere, wenn meine Person unruhig wird. Dann soll ich mich neben sie legen und ihr mit meinem Körperkontakt helfen, sich sicherer zu fühlen."

Er erzählte auch, dass er trainiert wird, bestimmte Alarmsignale zu erkennen und seine Person aus gefährlichen oder überwältigenden Situationen herauszuführen. „Manchmal," sagte er, „kann es sein, dass meine Person in eine Situation gerät, die alte Erinnerungen hervorruft und sie sehr ängstlich macht. Dann ist es meine Aufgabe, sie von dort wegzuführen, indem ich sie zu einem ruhigen Ort bringe."

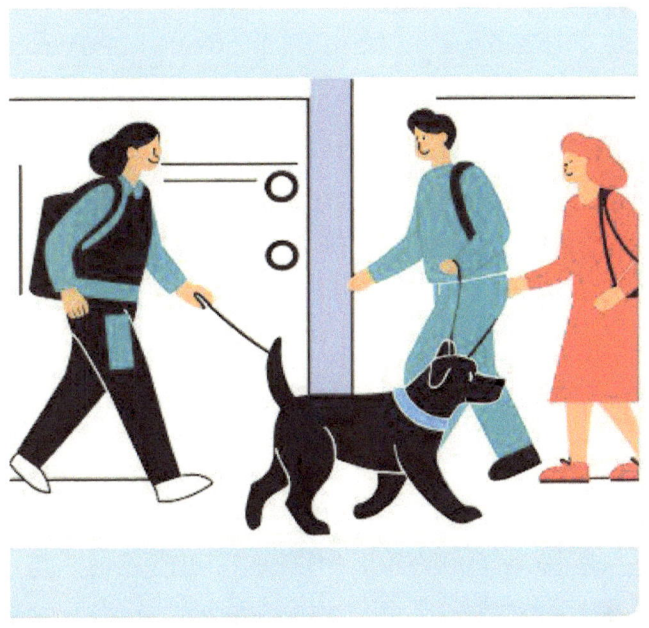

Seine Ausbildung klang sehr herausfordernd, aber auch

unglaublich wichtig. Ich konnte sehen, wie ernst er seine Aufgabe nahm. „Und weißt du was?" fügte er hinzu. „Ich habe auch gelernt, wie ich nachts bei meiner Person bleiben kann, wenn sie Albträume hat. Ich wecke sie sanft auf und bleibe dann bei ihr, bis sie wieder einschlafen kann."

Ich war wirklich beeindruckt von all den Fähigkeiten, die mein Freund erlernte. Seine Aufgabe als PTBS*-Assistenzhund würde eine lebensverändernde Unterstützung für jemanden sein, der sie dringend braucht. Während wir uns unterhielten, dachte ich darüber nach, wie unterschiedlich unsere Aufgaben doch waren. Und doch hatten sie eines gemeinsam: Wir würden beide alles tun, um unseren Menschen zu helfen und ihr Leben besser zu machen.

Wir verbrachten den Rest des Tages damit, über unsere bisherigen Erfahrungen zu sprechen und uns gegenseitig Mut für die Zukunft zuzusprechen. Es war schön zu wissen, dass wir beide auf einem besonderen Weg waren und dass wir, obwohl wir unterschiedliche Dinge lernten, doch die gleiche Mission teilten – anderen Menschen zu helfen und für sie da zu sein, wenn sie uns am meisten brauchten.

Am Abend trennten sich unsere Wege wieder, aber das Wiedersehen hatte uns beiden viel bedeutet. Ich war dankbar, meinen alten Freund wiedergesehen zu haben, und fühlte mich noch motivierter, meine eigene Ausbildung fortzusetzen. Egal welche Herausforderungen vor mir lagen, ich wusste, dass ich, wie mein Labradoodle-Freund, alles tun würde, um ein treuer und hilfreicher Begleiter zu werden.

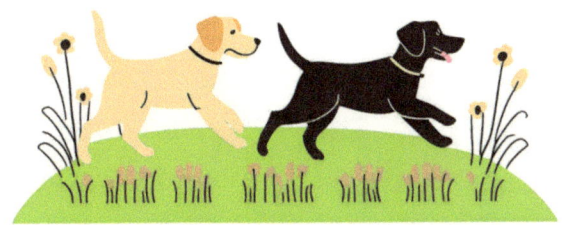

Die zweite Eignungsprüfung

Nach vielen Wochen intensiven Trainings war es schließlich soweit: Ich stand vor einer wichtigen Prüfung, die entscheiden würde, ob ich bereit war, meine zukünftige Aufgabe als Autismus-Assistenzhund zu übernehmen. Mein Ausbilder und ich betraten eine große Trainingshalle, in der schon drei Prüfer miteinander sprachen, während sie auf uns warteten. Sie beobachteten mich aufmerksam, während ich an der Seite meines Ausbilders stand.

Die Atmosphäre in der Halle war ruhig, aber ich konnte die Spannung spüren. Nils lächelte mich beruhigend an und gab mir ein paar aufmunternde Worte mit auf den Weg. Er wusste, dass ich gut vorbereitet war, und das gab mir das Vertrauen, das ich brauchte, um mein Bestes zu geben.

Die Prüfung begann mit einigen Grundkommandos, die ich schon oft geübt hatte. Mein Ausbilder forderte mich auf, „Sitz" und „Platz" zu machen, und ich führte die Befehle mit Präzision aus. Die Prüfer notierten sich etwas auf ihren Klemmbrettern, während sie genau beobachteten, wie ich die Kommandos umsetzte.

Dann kam die Aufgabe, auf die ich besonders stolz war: das Apportieren. Mein Ausbilder zeigte mir eine Fernbedienung und sagte das Kommando „Apportieren". Ohne zu zögern, lief ich los, nahm die Fernbedienung vorsichtig in mein Maul und brachte sie meinem Ausbilder zurück. Ich spürte seine Zufriedenheit und freute mich darüber, dass ich die Aufgabe so gut gemeistert hatte.

Während ich die Fernbedienung ablieferte, bemerkte ich, wie die Prüfer im Hintergrund meine Leistung aufmerksam verfolgten. Einer der Prüfer, ein älterer Mann mit freundlichen Augen, lächelte leicht, als er sah, wie stolz ich in Richtung meines Ausbilders schaute. Dieser streichelte mir kurz das Kinn und flüsterte ein leises „Gut gemacht, Buddy" – das war alles, was ich brauchte, um zu wissen, dass ich auf dem richtigen Weg war.

Nach den Aufgaben in der Halle führte uns die Prüfung hinaus in eine belebte Umgebung: ein Wochenmarkt. Hier sollte ich zeigen, dass ich auch inmitten vieler Menschen und Geräusche ruhig und konzentriert bleiben konnte. Der Markt war voll von Menschen, die an den Ständen kauften, laut redeten und sich bewegten. Es roch nach frischem Obst, Brot und anderen Leckereien, aber ich wusste, dass ich mich auf meine Aufgaben konzentrieren musste.

Mein Ausbilder führte mich an verschiedenen Ständen vorbei. Wir gingen durch enge Gassen, wo Kinder spielten, und ich musste lernen, auf unvorhersehbare Situationen zu reagieren. Plötzlich ließ mein Ausbilder absichtlich etwas fallen – eine Einkaufstasche mit Obst.

Ohne zu zögern, hob ich einen Apfel auf und brachte ihn ihm zurück. Die Prüfer, die uns unauffällig folgten, schrieben eifrig mit. Es gab auch Situationen, in denen wir abrupt stehen blieben oder die Richtung wechselten. Hier war es wichtig, dass ich ruhig an der Seite meines Ausbilders blieb, ohne mich ablenken zu lassen. Das Training hatte mir gezeigt, wie ich solche Herausforderungen meistern konnte, und ich spürte, dass ich auch diese Prüfungssituation gut bewältigte.

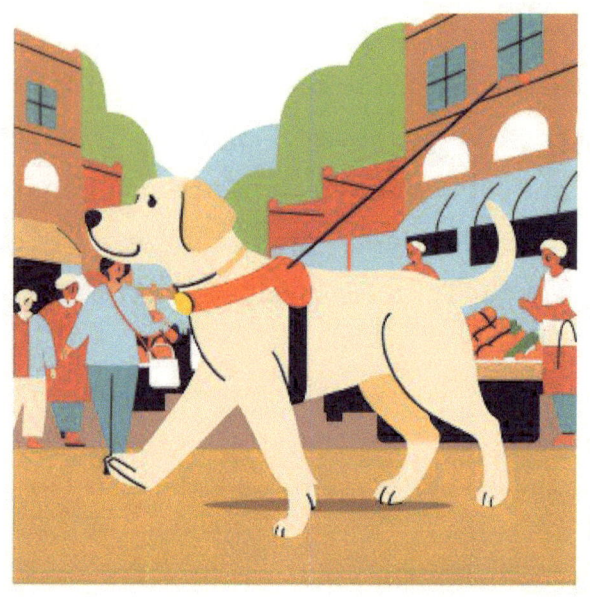

Nachdem wir den Markt durchquert hatten, kehrten wir in die Trainingshalle zurück. Die Prüfer setzten sich zusammen und besprachen meine Leistung. Ich wartete geduldig neben meinem

Ausbilder, während sie zu einem Ergebnis kamen. Nach einigen Minuten traten sie an uns heran. Einer der Prüfer, eine Frau mit einem herzlichen Lächeln, sprach zuerst: „Buddy, du hast deine Aufgaben mit Bravour gemeistert," sagte sie. „Du bist nun bereit, deine zukünftige Familie kennenzulernen."

In diesem Moment wurde mir klar, dass ich es geschafft hatte. Ich war bereit für die nächste Etappe meines Abenteuers — das Kennenlernen meiner neuen Familie, die ich in Zukunft unterstützen würde. Ich war bereit, mein Leben als Autismus-Assistenzhund zu beginnen.

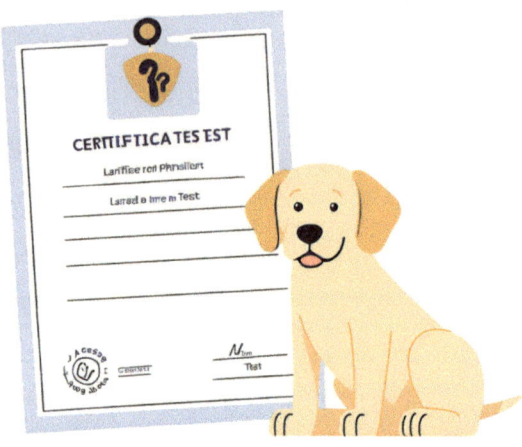

Die Geschichte der Assistenzhunde

An einem regnerischen Tag lag ich entspannt in meinem Körbchen und döste vor mich hin. Vor ein paar Monaten war Lilli, die Labradorhündin, ausgezogen. Sie lebt nun bei einem Mädchen und ihrer Familie als Assistenzhund. Auch Muffin, der Goldendoodle, der bei meiner Ankunft hier noch sehr ungestüm und verspielt war, ist vor ein paar Wochen zu seiner Familie gezogen. So bin ich nun der Älteste hier im Haus meines Ausbilders – na ja, abgesehen von Paul, dem alten und weisen Beagle.

Schon vor einem halben Jahr ist eine hübsche Colliedame eingezogen. Sie sieht aus wie ein Fellknäuel auf langen Beinen und fordert mich manchmal ganz schön heraus. Sie ist zwar total niedlich, aber ziemlich frech. Auch Ella soll ein Assistenzhund werden, aber noch ist sie ein Hundebaby.

An einem regnerischen Morgen ist ein neuer Welpe bei uns eingezogen, wieder ein Labrador, so wie ich. Aber der kleine Kerl ist schokobraun und sehr schüchtern, mein Ausbilder rief ihn immer Karlchen.

Ich lag entspannt in meinem Körbchen und beobachtete, wie er im Zimmer hin- und herlief. Er wirkte ziemlich verloren und auch traurig. Er schaute immer wieder zu mir herüber, als ob er Antworten auf seine vielen Fragen suchte.

Ich hob meinen Kopf und winkte den kleinen Hund zu mir. „Komm her, Kleiner," sagte ich freundlich. „Ich weiß, es ist alles neu und aufregend für dich. Du fragst dich bestimmt, was auf dich zukommt, oder?"

Karlchen näherte sich vorsichtig, seine kleinen Ohren neugierig aufgestellt. „Ja, das tue ich," gab er zu. „Was werden wir hier eigentlich lernen?"

Ich lächelte und begann, ihm die Geschichte der Assistenzhunde zu erzählen.

Die Anfänge der Blindenführhunde

„Es war nach dem Ersten Weltkrieg, als Menschen zum ersten Mal erkannten, wie besonders wir Hunde sein können. Viele Soldaten kamen aus dem Krieg zurück und hatten ihr Augenlicht verloren. In Deutschland, im Jahr 1916, entstand die erste Schule, in der Hunde, vor allem Deutsche Schäferhunde, darauf trainiert wurden, diese Menschen zu führen. Das war der Beginn der

Blindenführhund-Ausbildung, die sich schnell in Europa und den USA verbreitete.

Diese Hunde halfen ihren Menschen, sicher durch die Welt zu navigieren, und die Leute sahen, wie nützlich wir Hunde wirklich sein können. So wurde 1929 in den USA die erste Schule für Blindenführhunde gegründet, und von da an ging es nur noch weiter."

Der kleine, schokobraune Labrador legte sich vor mir hin und hörte interessiert zu. So fuhr ich fort.

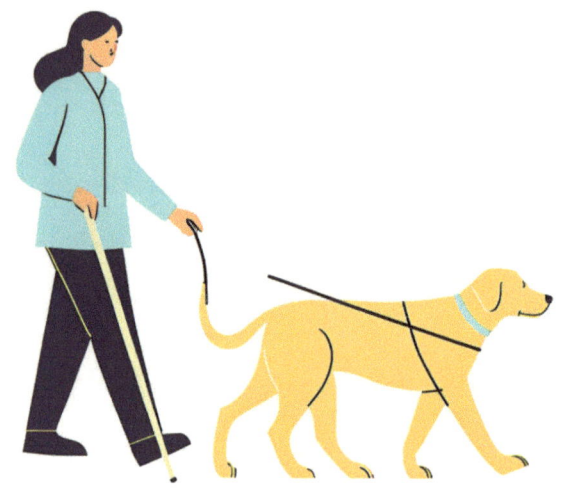

Neue Aufgaben für Assistenzhunde

„Mit der Zeit erkannten die Menschen, dass wir Hunde nicht nur den Blinden helfen können. In den 1970er Jahren begannen sie, Hunde wie mich für andere Aufgaben auszubilden, zum Beispiel für Menschen mit körperlichen Behinderungen. Diese Mobilitätsassistenzhunde lernten, Türen zu öffnen, Gegenstände aufzuheben und sogar Lichtschalter zu betätigen. Bonni Bergin, eine Amerikanerin, trainierte die ersten Mobilitätsassistenzhunde. Das waren damals Hunde, die sie in Tierheimen fand und die so eine tolle Aufgabe und ein neues Zuhause bekamen. Eine super Idee, oder?"

Während ich erzählte, sah Karlchen zu mir auf, seine Augen groß und voller Bewunderung. Ich erklärte geduldig, wie wichtig unsere Arbeit ist und wie wir das Leben unserer Menschen verbessern können.

„Es dauerte nicht lange, bis auch die ersten Signalhunde trainiert wurden, um gehörlose oder schwerhörige Menschen auf wichtige Geräusche aufmerksam zu machen.

In den 1980er Jahren kam dann die Idee auf, dass wir Hunde sogar medizinisch helfen können. So entstanden die ersten medizinischen Assistenzhunde, die beispielsweise erkennen konnten, wenn ihr Mensch einen Anfall bekommt oder vor einem Zuckerschock warnen müssen. Diese Aufgabe finde ich besonders spannend, weil die Hunde lernen, die Gesundheit ihres Menschen ganz genau im Blick zu behalten. Es ist eine wichtige und verantwortungsvolle Aufgabe, bei der wir zeigen können, wie feinfühlig und aufmerksam wir sind."

Unsere Rolle heute

„Heute sind Hunde wie du und ich aus dem Leben vieler Menschen mit Behinderungen nicht mehr wegzudenken. Wir geben unseren Menschen Sicherheit, Unabhängigkeit und manchmal auch den Mut, Dinge zu tun, die sie sich sonst nicht trauen würden. Unsere Ausbildung ist nicht einfach, aber sie ist es wert, weil wir dadurch so viel Gutes bewirken können.

Weltweit gibt es Organisationen, die sich darauf spezialisiert haben, uns Hunde zu trainieren und an die Menschen zu vermitteln, die uns brauchen. Diese Organisationen haben sich in einer großen Vereinigung zusammengeschlossen, der Assistance Dogs International, abgekürzt ‚ADI'. ADI bedeutet übersetzt: Assistenzhunde International.

Sie arbeiten gemeinsam daran, die Ausbildung immer weiter zu verbessern und sicherzustellen, dass wir überall auf der Welt als Assistenzhunde anerkannt werden. Es ist wie eine große Familie, die sich gegenseitig unterstützt und gemeinsam für uns und unsere Menschen da ist.

Es ist ein schönes Gefühl, zu wissen, dass ich mit meiner Arbeit einen echten Unterschied machen kann. Wir Assistenzhunde sind nicht nur Helfer; wir sind treue Begleiter, die immer da sind, wenn wir gebraucht werden.

Es ist erstaunlich, wie weit wir Hunde es gebracht haben. Unsere Beziehung zu den Menschen hat sich über Jahrtausende entwickelt, aber heute sind wir mehr als nur Haustiere – wir sind Partner, die das Leben unserer Menschen verbessern und ihnen helfen, die Welt mit neuen Augen zu sehen."

Als ich endete, legte sich der Welpe neben mich und seufzte zufrieden. „Ich hoffe, ich kann eines Tages so hilfreich sein wie du," flüsterte er. Ich stupste den Welpen sanft an. „Das wirst du, da bin ich mir sicher. Und denk daran, du bist nicht allein. Wir sind alle hier, um dir zu helfen, dein Bestes zu geben."

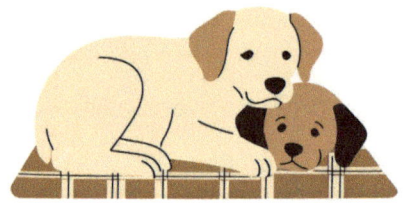

Buddy trifft seine Familie

Der Moment, auf den ich so lange gewartet hatte, war endlich da: Mein erstes Treffen mit meiner neuen Familie. Mein Ausbilder Nils und ich standen vor einem einladenden Haus in einer kleinen Stadt. Während ich mich auf die große Aufgabe freute, spürte ich auch eine aufregende Nervosität.

Nils klopfte an die Tür, und als sie sich öffnete, trat eine freundliche Frau mit einem warmen Lächeln heraus. „Das ist Buddy," sagte mein Ausbilder und deutete auf mich. „Er ist bereit, ein Teil Ihrer Familie zu werden."

Die Frau kniete sich nieder und streichelte sanft meinen Kopf. „Hallo, Buddy," sagte sie beruhigend. „Willkommen in deinem neuen Zuhause." Ich wedelte mit dem Schwanz und spürte sofort, dass ich hier gut aufgehoben sein würde.

Dann trat ein Junge aus dem Hintergrund hervor. Er war 13 Jahre alt und sollte der Grund sein, warum ich hier war. Mein Ausbilder stellte ihn mir vor. „Das ist Michael," sagte er. „Buddy wird dir als Assistenzhund zur Seite stehen."

Michael schien ein wenig zurückhaltend, doch ich konnte eine gewisse Neugier in seinen Augen sehen. Als er seine Hand ausstreckte, nahm ich mir Zeit, sie vorsichtig zu beschnüffeln. Michael lächelte schüchtern, und ich konnte spüren, dass er sich entspannte. Ich ließ mich sanft von ihm kraulen, und es fühlte sich schon jetzt gut an, in seiner Nähe zu sein.

Die Frau, Michaels Mutter, erklärte ihm ruhig, wie wichtig es sei, dass ich mich gut in die neue Umgebung einlebte und dass es einige Zeit dauern würde, bis wir uns richtig gut kennenwürden. „Buddy wird lernen, auf deine

Bedürfnisse einzugehen und dir zu helfen," sagte sie liebevoll. „Gemeinsam werden wir das schaffen."

Der Ausbilder führte mich in das Haus, und die Familie zeigte mir die verschiedenen Räume. Es war ein gemütliches Zuhause, und ich konnte mir schon vorstellen, wo ich mich wohlfühlen würde. Besonders spannend fand ich Michaels Raum, der viele persönliche Gegenstände und eine gemütliche Ecke hatte, die ich mir als meinen neuen Platz vorstellen konnte.

Nach dem Rundgang im Haus gingen wir in den Garten, wo Michael und ich ein paar einfache Spiele machten. Wir rollten einen Ball hin und her und übten einige grundlegende Kommandos. Michael schien sich zunehmend wohler zu fühlen, und ich konnte sehen, dass auch er begann, Vertrauen zu mir zu fassen.

Als der Abend näher rückte, setzten wir uns zusammen zum Abendessen. Die Mutter von Michael und der Ausbilder besprachen die nächsten Schritte und wie wir die kommenden Tage gestalten würden. Währenddessen lag ich zufrieden in meiner Ecke und beobachtete das gesellige Treiben.

Gemeinsam mit meinem Ausbilder fuhr ich erst einmal wieder nach

Hause. „In den nächsten vier Wochen werden wir oft zu Michael und seiner Familie fahren," erklärte er mir. „Ihr beide werdet bald zusammen leben, und ich möchte, dass ihr euch vorher schon gut kennenlernt."

Mir war noch nicht ganz klar, was Nils mit „zusammen leben" meinte. Aber ich vertraute ihm und beschloss, erst einmal abzuwarten, was die Zukunft bringen würde.

In den nächsten vier Wochen fuhren wir daher oft zu Michael und seiner Familie. Erst spielten und kuschelten wir viel miteinander, dann trainierten wir immer öfter zusammen. Zum Glück waren bald

Sommerferien. Dann würden wir noch viel mehr Zeit miteinander verbringen, das hörte ich zumindest aus den Gesprächen meines Ausbilders und den Eltern von Michael heraus.

Dann war er da, der große Umzugstag. Mein Ausbilder packte mein Bettchen, Futter- und Wassernapf, mein gewohntes Futter und mein Lieblingsstofftier in eine Reisetasche. Halsband, Geschirr, Leine und meine Azubi-Kenndecke wurden dazugelegt, und los ging es zum Auto. Ich sprang freudig wie immer in meine Transportbox und legte mich entspannt hin. Autofahren kannte ich und verschlief die meiste Zeit.

Bei Michael und seiner Familie angekommen, rannte ich direkt freudig ins Haus. Ich begrüßte alle Menschen und animierte Michael dann, mit mir im Garten zu spielen. Vor lauter Aufregung bemerkte ich gar nicht, dass diesmal etwas anders war. Nils brachte die Reisetasche und mein Hundebett ins Haus. Wir spielten, kuschelten und trainierten wie gewohnt. Doch irgendetwas war heute anders.

Als die gemeinsame Zeit vorbei war, nahm mich mein Ausbilder in den Arm, schaute mir tief in die Augen und meinte: „Du bleibst heute hier bei Michael und seiner Familie. Ihr seid ein tolles Team geworden, und ab heute wohnst du hier. Wir sehen uns morgen wieder, dann üben wir weiter."

Mit diesen Worten drehte er sich zur Tür und ging. Ich war ein wenig überrascht. Aber ich kannte es ja, dass mein Ausbilder auch mal ohne mich wegging. So legte ich mich auf mein Bettchen und schlief ein.

Die ersten Tage im neuen Zuhause waren voller neuer Eindrücke, aber ich fühlte mich schon ein Stück weit zuhause. Ich wusste, dass ich Michael unterstützen konnte und dass wir gemeinsam eine starke Verbindung aufbauen würden. Mit jedem Tag würde ich mehr über ihn erfahren und lernen, wie ich ihm am besten zur Seite stehen konnte. Das

Abenteuer als Assistenzhund hatte gerade erst begonnen, und ich war bereit, meine Aufgabe mit Herz und Hingabe anzupacken.

Das gemeinsame Training und die Teamprüfung

Nachdem ich einige Zeit bei meiner neuen Familie verbracht hatte, begann für Michael und mich eine neue Phase: das gemeinsame Training. Es war spannend und herausfordernd zugleich, denn nun sollte ich all das, was ich gelernt hatte, in Michaels Alltag anwenden.

Unsere Tage begannen meist damit, dass Michael und ich uns in Ruhe auf den Tag vorbereiteten. Ich half ihm schon bei den ersten Aufgaben des Tages, indem ich ihm Dinge brachte, die er brauchte, wie seine Hausschuhe oder das Handy. Diese kleinen Aufgaben gaben mir das Gefühl, nützlich zu sein, und halfen Michael, stressfrei in den Tag zu starten.

Ein wichtiger Teil unseres Trainings war es, auf Michaels spezielle Bedürfnisse einzugehen. Manchmal hatte Michael Schwierigkeiten, mit den vielen Eindrücken und Geräuschen um ihn herum umzugehen. In solchen Momenten sollte ich ihm helfen, sich zu beruhigen. Wir übten intensiv, wie ich mich an ihn kuschelte, wenn er unruhig wurde, oder ihm durch sanftes Drücken mit meinem Körper ein Gefühl von Sicherheit und Geborgenheit vermittelte.

Auch das Vertrautmachen mit Michaels Tagesablauf war ein wichtiger Aspekt unseres Trainings. Gemeinsam gingen wir in den Supermarkt, begleiteten Michaels Mutter zu Arztterminen oder machten Spaziergänge durch den nahegelegenen Park. Dabei lernte ich, auf Michaels Körpersprache zu achten und sofort zu reagieren, wenn er Zeichen von Stress zeigte. In solchen Momenten blieb ich ruhig und konzentriert, genau wie wir es im Training geübt hatten. Es war meine Aufgabe, ihm zu zeigen, dass alles in Ordnung war und dass er sich auf mich verlassen konnte.

Besonders herausfordernd war es für mich, die spezifischen Aufgaben zu meistern, die Michael im Alltag unterstützen sollten. Ich hatte gelernt, Türen zu öffnen, Lichtschalter zu betätigen und Dinge zu bringen, die mein Ausbilder Nils fallen gelassen hatte. Nun lernte ich, dies auch für Michael zu tun. Jeder Erfolg, den wir gemeinsam erzielten, stärkte unsere Verbindung und unser Vertrauen zueinander.

Während der gesamten Trainingszeit standen uns mein Ausbilder und Michaels Mutter zur Seite. Sie gaben uns wertvolle Tipps und halfen uns, besser aufeinander abgestimmt zu sein. Ich spürte, wie wir immer mehr zu einem Team wurden, das sich gegenseitig verstand und unterstützte.

Je mehr wir gemeinsam übten, desto vertrauter wurde ich mit Michaels Bedürfnissen. Unsere Fortschritte waren deutlich spürbar, und es erfüllte mich mit Stolz zu sehen, wie Michael sich zunehmend auf mich verließ. Schritt für Schritt wuchs unsere Bindung, und ich wusste, dass wir auf dem besten Weg waren, ein starkes Team zu werden.

Der Tag der Teamprüfung war endlich gekommen. Michael, seine

Familie und ich hatten in den letzten Wochen viel trainiert, um uns auf diesen wichtigen Moment vorzubereiten. Nun war es an der Zeit zu zeigen, dass wir als Team funktionieren und dass ich bereit war, meine Rolle als Assistenzhund in Michaels Leben vollständig zu übernehmen.

Die Prüfung fand in einer großen, aber vertrauten Halle statt, die wir bereits mehrfach besucht hatten. Sie war mit verschiedenen Stationen vorbereitet, die wir im Laufe der Prüfung meistern mussten. Drei Prüfer warteten auch diesmal wieder auf uns, um zu beobachten, wie gut wir zusammenarbeiteten.

Zu Beginn der Prüfung wurden wir durch einen Parcours geführt, der den Alltag simulierte. Es waren ein Schreibtisch und ein Bett aufgebaut. Michael setzte sich an den Schreibtisch und sollte etwas lesen. Meine Aufgabe war es, mich ruhig neben ihn zu legen. Was ich jedoch nicht wusste: Auf dem Zettel, den Michael lesen sollte, standen die weiteren Aufgaben für die Prüfung, darunter auch die Aufgabe „Schicke Buddy zu deiner Mama, er soll sie zu dir bringen."

Michael schaute auf das Aufgabenblatt und sagte laut: „Buddy, hol Mama." Ich hielt kurz den Atem an. Sollte ich wirklich aufstehen und seine Mama holen?

Scheinbar ja. So stand ich auf und rannte schnell zu Michaels Mama, die am Rand der Halle stand und zuschaute. Gemeinsam gingen wir zurück zu Michael. Die Prüfer hatten mich ganz genau beobachtet und lächelten nun. Ich hatte die Aufgabe bestanden.

Eine andere Aufgabe war, eine Tür zu öffnen, die Michael alleine nicht geöffnet bekam. Als Teil meiner Aufgaben hatte ich gelernt, Türen zu öffnen, wenn Michael Schwierigkeiten damit hatte. Auf sein leises Kommando hin sprang ich auf und drückte mit meiner Pfote den Türhebel herunter. Die Tür öffnete sich, und Michael konnte hindurchgehen. Ich folgte ihm stolz und schaute kurz zu den Prüfern, die uns freundlich beobachteten.

Es gab auch eine Übung, bei der Michael absichtlich etwas fallen ließ. In diesem Fall war es sein Schlüsselbund. Ohne zu zögern, schnappte ich mir die Schlüssel und brachte sie ihm zurück. Das hatten wir oft geübt, und ich war froh, dass ich ihm so helfen konnte. Michaels Mutter bat mich, verschiedene Aufgaben zu erledigen, wie das Apportieren einer Fernbedienung und das Ausschalten des Lichts. Ich führte alle Aufgaben konzentriert und präzise aus, und als ich fertig war, konnte ich den stolzen Ausdruck auf Michaels Gesicht sehen.

Ein weiterer wichtiger Teil der Prüfung war meine Reaktion auf Michaels Stresssignale. Die ganze Prüfung war so aufregend, dass Michael sehr gestresst war. So konnte ich direkt zeigen, wie ich darauf reagierte. Als ich bemerkte, dass er unruhig wurde und mit seinen Händen zu flattern begann, ging ich sofort zu ihm, drückte mich an ihn und legte meinen Kopf auf seine Beine. Diese Berührung hatte oft eine beruhigende Wirkung auf ihn, und auch dieses Mal spürte ich, wie sein Atem ruhiger wurde. Es war einer der Momente, in denen sich unser ganzes Training auszahlte.

Nach so vielen Situationen in der Trainingshalle gingen wir auch diesmal hinaus auf den Wochenmarkt. Michael fand solche Situationen oft überwältigend, aber dank unserer intensiven Vorbereitung wusste ich genau, was zu tun war. Ich blieb dicht an seiner Seite und achtete darauf, dass er sich sicher fühlte.

Als er begann, unruhig zu werden, lehnte ich mich sanft gegen ihn, um ihm zu signalisieren, dass ich da war. Sofort spürte ich, wie er sich beruhigte, und wir konnten den Markt gemeinsam durchqueren.

Zum Abschluss der Prüfung sollte ich noch einmal zeigen, wie gut ich auf Kommandos höre. Dazu gingen wir in einen Park. Dort zeigten Michael und ich erst einmal die Kommandos, die wir gelernt hatten: Hinsetzen, Hinlegen, Warten, um einen Baum herum gehen, vorbei fliegende Vögel ignorieren und auf Kommando hinter Michael laufen. Mit viel Spaß zeigten wir alle Kommandos, die wir trainiert hatten.

Dann kam ein Prüfungsteil, auf den ich mich besonders gefreut hatte. Michael zog mir die Kenndecke aus, löste meine Leine am Geschirr, und wir gingen ein kleines Stück ohne Leine nebeneinander her. Auf ein Wort des Prüfers hin durfte ich loslaufen. Im Freilauf rannte ich über die große Wiese, begrüßte andere Hunde, die dort auf der

Hundewiese spielten, und tobte ein wenig mit ihnen. Nach ein paar Minuten hörte ich unseren Pfiff. Michael redete oft nur sehr leise, manchmal auch gar nicht. Daher hatte mein Ausbilder mir beigebracht, auf einen besonderen Pfiff hin zurückzukommen.

Wie der Blitz rannte ich zurück zu Michael und seiner Familie und setzte mich vor ihn. Ich bekam meinen Belohnungs-Hundekeks, und Michael befestigte die Leine wieder an meinem Geschirr. Die Kenndecke hing schon an seinem Rucksack. Die Prüfung war vorbei.

Nach diesem letzten Test versammelten sich die Prüfer, um

ihre Entscheidung zu treffen. Es dauerte nicht lange, bis sie zu uns kamen und mit einem Lächeln verkündeten, dass wir die Prüfung bestanden hatten. Michael und seine Familie jubelten, und ich spürte die Erleichterung und Freude in der Luft.

An diesem Tag wurde nach all dem Training und der vielen Arbeit aus uns ein echtes Team. Wir hatten bewiesen, dass wir zusammengehören und dass ich bereit war, Michael in seinem Alltag zu begleiten und ihm in schwierigen Situationen zur Seite zu stehen.

Ein Jahr später –
Ein neues Leben und alte
Freunde

Ein Jahr war vergangen, seit ich bei Michael und seiner Familie eingezogen war. In dieser Zeit hatten wir so viel zusammen erlebt und gelernt, dass ich mich kaum noch an mein altes Leben als Welpe erinnern konnte. Michael und ich waren mittlerweile ein eingespieltes Team geworden.

Mehrmals die Woche trainierten wir gemeinsam, um sicherzustellen, dass ich meine Aufgaben perfekt beherrschte. Wir arbeiteten auch weiterhin mit unserem Ausbilder, der regelmäßig vorbeikam, um uns neue Techniken zu zeigen oder uns an bereits Gelerntes zu erinnern.

Zwischen dem Training genossen wir auch einfach die Zeit als Familie. Besonders unsere Spaziergänge durch die Nachbarschaft waren mir ans Herz gewachsen. Michael liebte es, in der Natur zu sein, und ich war immer an seiner Seite, um ihm Sicherheit zu geben. Wir erkundeten die Wälder, gingen an Seen entlang und freuten uns einfach über die frische Luft und das Zusammensein.

Eines Tages, während wir einen unserer üblichen Spaziergänge durch den Park machten, trafen wir Henry, einen älteren, braunen Labrador, der bereits viele graue Haare im Gesicht und an den Pfoten hatte. Henry war ein pensionierter Blindenführhund, der viele Jahre treu an der Seite seines Menschen gelebt und gearbeitet hatte und nun seinen wohlverdienten Ruhestand genoss.

Henry und ich waren uns schon öfter begegnet, aber an diesem Tag nahm ich mir besonders Zeit, um mit ihm zu plaudern. Michael und seine Eltern setzten sich auf eine Bank in der Nähe, während ich mich zu Henry gesellte.

„Hallo, Henry," begrüßte ich ihn freundlich. „Wie geht es dir?"

Henry hob seinen Kopf und lächelte, so gut es ein Hund eben kann. „Oh, mir geht es gut, Buddy. Ruhiger, aber gut. Es ist schon eine Umstellung, nicht mehr jeden Tag im Einsatz zu sein, aber ich genieße die Ruhe. Mein neuer Mensch und ich haben jetzt mehr Zeit für Spaziergänge und kuscheln viel. Stattdessen kann ich mich auf die kleinen Dinge im Leben konzentrieren – wie ausgiebige Nickerchen und das gelegentliche Spiel mit meinem Lieblingsball."

„Das klingt schön," sagte ich und spürte eine Mischung aus Respekt und Neugier. „War es schwer für dich, dich an das neue Leben zu gewöhnen?"

Henry nickte langsam. „Ja, anfangs schon. Ich war es gewohnt, ständig gefordert zu sein und immer aufzupassen, um meinen Menschen sicher durch den Alltag zu führen. Plötzlich nicht mehr für diese Aufgaben gebraucht zu werden, das war schon eine große Herausforderung. Aber ich habe gelernt, dass es auch ein Leben nach der Arbeit gibt.

Es ist anders, aber nicht weniger wertvoll. Ich bin stolz auf die Jahre, die ich gearbeitet habe, und jetzt bin ich froh, dass ich einfach nur Hund sein darf. Ich weiß, dass mein ehemaliger Mensch jetzt einen neuen Hund an seiner Seite hat, der auf ihn aufpasst und ihn sicher führt. Ich durfte zu meiner früheren Ausbilderin ziehen und lebe jetzt wieder bei ihr. Mein früherer Mensch hätte keine zwei Hunde halten und versorgen können."

Seine Worte machten mich nachdenklich. Ich verstand, dass jede Phase im Leben eines Assistenzhundes ihren eigenen Wert hat – sowohl die intensive Arbeit als auch die ruhigen Momente danach. Es war beruhigend zu wissen, dass es auch für mich eines Tages eine ruhige Zeit geben würde, in der ich die Früchte meiner Arbeit genießen könnte.

„Danke, Henry,“ sagte ich schließlich. „Du hast mir viel zum Nachdenken gegeben.“

„Gern geschehen, Buddy,“ antwortete er mit einem weisen Nicken. „Genieße die Zeit, die du hast, und mach deine Arbeit so gut du kannst. Eines Tages wirst auch du auf all das zurückblicken und stolz auf das sein, was du erreicht hast.“

Mit diesen Worten trennten sich unsere Wege. Ich lief zurück zu Michael und seiner Familie, die inzwischen wieder bereit waren, weiterzugehen. Als ich neben Michael herging, fühlte ich mich bestärkt in meiner Aufgabe. Henrys Worte gaben mir das Vertrauen, dass ich auf dem richtigen Weg war — sowohl in meiner Arbeit als auch in meinem Leben als treuer Begleiter von Michael.

Ein paar Tage nach unserem Treffen mit Henry machten Michael, seine Familie und ich einen Spaziergang durch ein belebtes Viertel der Stadt. Wir gingen an Cafés vorbei, in denen Menschen plauderten und lachten, und durch Straßen, in denen Autos hupend vorbeifuhren. Michael war inzwischen sicherer in solchen Situationen, aber ich hielt mich dicht an seiner Seite, um ihm ein zusätzliches Gefühl von Sicherheit zu geben.

Als wir um eine Ecke bogen, erblickte ich ein bekanntes Gesicht. Dort, auf einer kleinen Wiese, spielte ein weißer Pudel, den ich sofort wiedererkannte. Es war Max, einer der Hunde aus meiner Welpengruppe, der wie ich als Assistenzhunde ausgebildet wurden. Er war ein eleganter Hund, seine lockigen Haare waren wie immer perfekt gepflegt, doch irgendetwas an ihm schien anders.

Ich lief auf ihn zu, und Max sah mich überrascht an. „Buddy, bist du das?" fragte er, als er mich erkannte. „Ja, ich bin's!", bellte ich fröhlich. „Was für eine Überraschung, dich hier zu sehen! Wie geht es dir?"

Max setzte sich hin und schien einen Moment nach den richtigen Worten zu suchen. „Es ist schön, dich zu sehen, Buddy," begann er schließlich. „Aber... ich muss dir etwas erzählen. Ich habe meine Ausbildung als Assistenzhund nicht abgeschlossen." Ich war überrascht. „Was ist passiert?"

Max seufzte leise und blickte zu Boden. „Nun ja, ich habe mich wirklich angestrengt, aber ich hatte Schwierigkeiten, mich an laute Geräusche zu gewöhnen. Jedes Mal, wenn ein lautes Geräusch kam –

wie ein Knall oder ein plötzlicher lauter Ton – wurde ich ängstlich und konnte mich nicht mehr konzentrieren. Das passierte immer wieder, und mein Trainer erkannte, dass ich unter diesen Bedingungen nicht als Assistenzhund arbeiten konnte."

„Das tut mir leid, Max," sagte ich einfühlsam. „Aber was machst du jetzt?"

Max hob den Kopf und lächelte ein wenig. „Es ist nicht so schlimm, wie es klingt, Buddy. Nachdem klar wurde, dass ich die Ausbildung nicht beenden konnte, fand mein Trainer ein wunderbares Zuhause für mich. Jetzt lebe ich bei einem

Paar, das mich sehr liebt. Ich bin ihr geliebter Familienhund und genieße ein ruhiges Leben. Wir machen lange Spaziergänge, und ich fahre jeden Tag mit ins Büro. Es ist anders als das, was ich erwartet hatte, aber ich bin glücklich."

„Das freut mich zu hören," sagte ich erleichtert. „Ich bin froh, dass du ein gutes Zuhause gefunden hast."

Max nickte. „Ich glaube, nicht jeder Hund ist für den Job eines Assistenzhundes gemacht, und das ist in Ordnung. Es gibt viele Wege, auf denen wir glücklich werden können, und ich habe meinen gefunden."

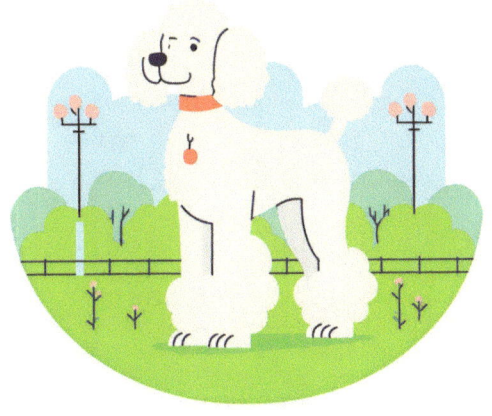

Seine Worte ließen mich verstehen, dass nicht jede Aufgabe oder jeder

Lebensweg für jeden Hund – oder Menschen – geeignet ist. Manchmal muss man seinen eigenen Weg finden, auch wenn er anders ist als der, den man sich ursprünglich vorgestellt hat.

„Danke, Max," sagte ich schließlich. „Du hast mir viel gezeigt, und ich bin froh, dass du deinen Platz gefunden hast."

„Und ich bin froh, dass du deinen gefunden hast, Buddy," antwortete Max mit einem warmen Lächeln. „Mach weiter so, und pass gut auf deinen Menschen auf."

Wir verabschiedeten uns, und ich kehrte zu Michael zurück, der in der Zwischenzeit auf einer Bank mit seiner Familie gesessen hatte. Als ich mich neben ihn setzte, spürte ich eine tiefe Zufriedenheit. Es war beruhigend zu wissen, dass, egal wie die Wege verlaufen, jeder von uns seinen Platz im Leben finden kann.

Wiedersehen mit meinen Geschwistern

Der Sommer war gekommen und mit ihm die Zeit für einen wohlverdienten Urlaub. Michael und seine Familie beschlossen, an die Nordsee zu fahren, um ein paar erholsame Tage am Meer zu verbringen. Natürlich durfte ich, Buddy, bei diesem Abenteuer nicht fehlen. Die Fahrt dauerte zwar eine Weile, aber als wir schließlich ankamen und ich das Rauschen der Wellen hörte und die salzige Luft roch, konnte ich meine Aufregung kaum zügeln.

Wir bezogen ein gemütliches Ferienhaus, das nur wenige Schritte vom Strand entfernt lag. Jeden Tag machten wir lange Spaziergänge am Meer, und ich durfte oft im Wasser planschen. Die Freiheit und der weiche Sand unter meinen Pfoten waren einfach herrlich. Doch das Beste sollte erst noch kommen.

Eines Nachmittags, während wir am Strand entlanggingen, bemerkte ich in der Ferne zwei Hunde, die wild am Ufer spielten. Etwas an ihnen kam mir bekannt vor, und als sie näher kamen, konnte ich es kaum

glauben: Es   waren   meine
Geschwister, Bella und Rocky!

„Buddy!" riefen sie, als sie mich
erkannten. Sie stürmten auf mich
zu, und in Sekundenschnelle tobten
wir gemeinsam durch den Sand. Wir
sprangen über kleine Wellen, jagten
uns gegenseitig und genossen das
Gefühl von Sand und Wasser. Es war,
als wären wir wieder Welpen, die
einfach nur Spaß hatten.

Nachdem wir uns ein wenig
ausgetobt hatten, setzten wir uns
erschöpft ins Gras, während unsere
Menschen sich unterhielten und uns
beobachteten. Bella hatte sich zu
einer hübschen braunen Retriever-
Hündin mit einem immer fröhlichen

Ausdruck entwickelt. Sie schüttelte ihr nasses Fell, wobei ein paar Tropfen in alle Richtungen spritzten, und sah mich an.

„Es ist so schön, dich zu sehen, Buddy," sagte sie. „Ich habe viel über dich gehört. Du machst wirklich eine beeindruckende Arbeit als Assistenzhund."

Rocky, ein kräftiger schwarzer Labrador-Retriever mit einer Vorliebe für Abenteuer, nickte zustimmend. „Ja, wir sind echt stolz auf dich, großer Bruder."

Ich lächelte, fühlte mich aber auch ein wenig neugierig. „Und was habt ihr beiden in den letzten Jahren gemacht?"

Bella schüttelte erneut ihr nasses Fell. „Nun, ich lebe bei einer tollen Familie mit zwei Kindern. Sie lieben es, mit mir zu spielen, und ich bin immer mitten im Geschehen. Wir machen lange Spaziergänge im Wald, und ich genieße das Familienleben. Die Ausbildung zum Assistenzhund war nichts für mich. Ich mag es lieber, einfach nur ein Familienhund zu sein, der spielen und rennen kann, wann immer er will."

Rocky lachte. „Das kann ich verstehen. Mir ging es genauso. Ich lebe bei einer Familie, die viel draußen ist. Wir sind oft in den Bergen unterwegs, und ich darf frei herumlaufen. Ich bin froh, dass ich nicht so konzentriert arbeiten muss. Stattdessen genieße ich die Freiheit und das Abenteuer."

Ihre Worte machten mir klar, dass jeder von uns seinen eigenen Weg gefunden hatte. Während ich meine Aufgabe als Assistenzhund liebte und es genoss, Michael zu unterstützen, waren Bella und Rocky in ihrem Leben als Familienhunde glücklich. Es war schön zu wissen, dass wir alle genau dort waren, wo wir hingehörten.

„Ich bin so froh, dass wir uns wiedergefunden haben," sagte ich schließlich und kuschelte mich ein wenig an meine Geschwister. „Auch wenn wir verschiedene Wege gegangen sind, sind wir doch immer noch eine Familie."

Bella und Rocky stimmten mir zu, und so verbrachten wir den Rest des Tages damit, einfach zusammen zu sein, die frische Meeresluft zu genießen und das Gefühl von Freiheit und Verbundenheit auszukosten. Es war ein Moment, den ich für immer in meinem Herzen behalten würde.

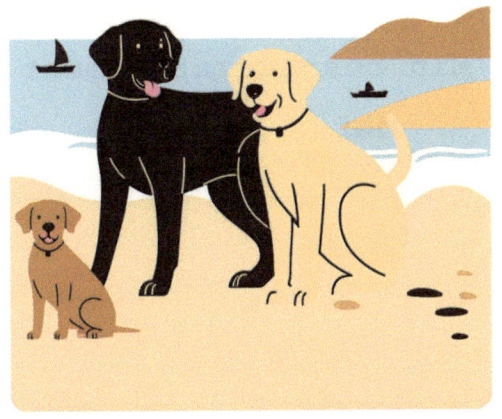

Ein besonderer Moment
der Verbindung

Es war ein kühler Herbstnachmittag, und die Blätter fielen in bunten Farben von den Bäumen. Michael und ich waren im Park unterwegs, wie wir es fast jeden Tag taten. Die frische Luft tat uns beiden gut, und ich liebte es, neben Michael herzulaufen, seine Schritte zu begleiten und ihm das Gefühl von Sicherheit zu geben.

An diesem Tag schien jedoch etwas anders zu sein. Michael war stiller als gewöhnlich, seine Bewegungen langsamer, fast zögerlich. Wir hatten gerade den Spielplatz hinter uns gelassen, als Michael plötzlich stehen blieb. Ich spürte die Veränderung sofort. Er schien sich unwohl zu fühlen, und ein Blick in seine Augen verriet mir, dass etwas nicht stimmte.

Michael begann zu zittern, seine Atmung wurde schneller, und ich wusste, dass er kurz vor einer Panikattacke stand. Solche Momente waren selten geworden, aber wenn sie auftraten, konnte ich sie spüren, bevor sie richtig ausbrachen. Ohne zu zögern, setzte ich mich direkt vor ihn, hob meinen

Kopf und drückte mich sanft gegen seine Beine.

Er ließ sich auf die Knie fallen und umarmte mich fest, als ob ich der Anker wäre, der ihn in der Realität hielt. Ich konnte seinen Herzschlag spüren, der in seiner Brust raste, und seine Hände, die sich in meinem Fell vergruben. Langsam begann ich, ruhig zu atmen, so wie ich es gelernt hatte. In solchen Momenten war es wichtig, Michael zu zeigen, dass alles in Ordnung war, dass ich da war und dass er sich beruhigen konnte.

Ich leckte seine Hand, die immer noch zitterte, und drückte mich enger an ihn. Nach einer Weile spürte ich, wie sich sein Atem verlangsamte und der Druck in seiner Umarmung nachließ. Er atmete tief ein und aus, während er weiter meinen Namen flüsterte: „Buddy… Buddy…", als ob er sich selbst daran erinnern wollte, dass er nicht allein war.

Es dauerte einige Minuten, aber schließlich ließ er mich los und setzte sich ins Gras. Ich legte meinen Kopf auf seinen Schoß und blieb still, bereit, ihm die Zeit zu geben, die er brauchte. Michael streichelte mich sanft, sein Blick war auf den Horizont gerichtet, während er langsam wieder zu sich fand.

„Danke, Buddy," flüsterte er, kaum hörbar. Aber ich hörte es. Und ich wusste, dass dies einer jener besonderen Momente war, in denen ich ihm wirklich helfen konnte. Solche Augenblicke machten mir klar, wie wichtig meine Aufgabe war. Es ging nicht nur darum, ihm im Alltag zu helfen oder ihn auf Spaziergängen zu begleiten. Es ging darum, in den schwierigsten Momenten da zu sein und ihm Halt zu geben, wenn die Welt für ihn zu viel wurde.

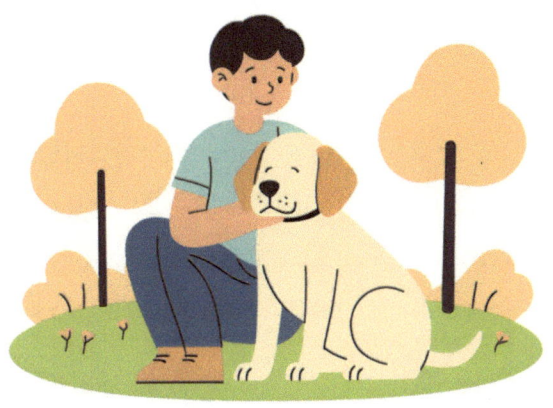

Nachdem sich Michael beruhigt hatte, stand er langsam auf. Er lächelte mich an, und in diesem Lächeln lag Dankbarkeit, die tiefer ging als Worte. Wir setzten unseren Spaziergang fort, und auch wenn wir beide wussten, dass es immer wieder solche Herausforderungen geben würde, wusste ich, dass wir sie gemeinsam meistern konnten.

Zurück zu Hause erzählte Michael nichts von dem Vorfall. Er zog sich in sein Zimmer zurück, um zu lesen, wie er es oft tat. Aber ich wusste, dass er sich sicher fühlte und wusste, dass ich da war, wenn er mich brauchte. Das war mein größter Erfolg - nicht nur in den großen, sichtbaren Dingen zu helfen, sondern auch in den stillen, unsichtbaren Momenten, die für Michael die Welt bedeuteten.

In diesen Momenten verstand ich, dass meine Arbeit mehr war als nur eine Aufgabe. Es war eine Mission, eine tiefe Verbindung zu meinem Menschen aufzubauen und ihm die Kraft zu geben, die er brauchte, um durch den Tag zu kommen. Und dafür war ich bereit, immer da zu sein – in guten und in schwierigen Zeiten.

Ein Abend voller Dankbarkeit

Es war ein ruhiger Abend, und ich lag in meinem Körbchen im Wohnzimmer. Der Tag war lang gewesen, voller Spaziergänge, Spiele und meiner regelmäßigen Aufgaben. Jetzt war es Zeit, sich auszuruhen. Doch anstatt sofort einzuschlafen, hörte ich aufmerksam zu. Michaels Eltern saßen auf der Couch, nur ein paar Schritte von mir entfernt, und unterhielten sich leise.

„Weißt du, ich kann kaum glauben, dass Buddy schon anderthalb Jahre bei uns ist," sagte Michaels Mutter mit einem sanften Lächeln in der Stimme. „Es fühlt sich an, als wäre er schon immer Teil unserer Familie gewesen."

„Ja," stimmte sein Vater zu, „und ich kann nicht fassen, wie sehr er Michael geholfen hat. Es ist erstaunlich, wie viel ruhiger Michael geworden ist. Früher war er so oft ängstlich und überfordert, aber jetzt... jetzt scheint er viel gelassener zu sein."

Ich hob ein wenig den Kopf und lauschte weiter. Es erfüllte mich mit Stolz, zu hören, dass ich Michael wirklich helfen konnte. Es war meine Aufgabe, bei ihm zu sein, ihm Sicherheit zu geben und ihm zu helfen, sich in seiner Welt zurechtzufinden.

„Es ist einfach wunderbar zu sehen, wie er sich in den letzten Monaten entwickelt hat," fuhr Michaels Mutter fort. „Ich meine, denk nur an all die Fortschritte, die er gemacht hat. Früher wollte er das Haus kaum verlassen, und jetzt liebt er unsere täglichen Spaziergänge mit Buddy. Er wirkt viel ausgeglichener und hat sogar angefangen, mehr Blickkontakt herzustellen. Das hätte ich vor einem Jahr nicht für möglich gehalten."

„Das stimmt," antwortete sein Vater, „aber es gibt auch diese Momente, in denen er sich zurückzieht. Es gibt Tage, an denen er einfach nicht aus seinem Zimmer kommen will, und da hilft auch Buddy nicht viel. Ich mache mir manchmal Sorgen, dass wir zu viel erwarten."

„Vielleicht," sagte sie nachdenklich, „aber wir müssen auch akzeptieren, dass Michael seine eigenen Grenzen hat. Buddy ist eine unglaubliche Hilfe, aber er kann nicht alles verändern. Was er für Michael getan hat, ist schon mehr, als wir uns je erhoffen konnten. Und diese kleinen Rückschritte... die gehören eben dazu. Wichtig ist, dass wir weiterhin für ihn da sind und ihm die Zeit geben, die er braucht."

Ich spürte, wie die Liebe und das Verständnis in ihren Worten mitschwang. Sie wussten, dass der Weg nicht immer einfach sein würde, aber sie waren entschlossen, Michael zu unterstützen, egal was kam. Und ich? Ich würde weiterhin mein Bestes geben, um an seiner Seite zu bleiben, ihm die Sicherheit zu bieten, die er brauchte, und ihn in schwierigen Momenten zu trösten.

„Ich bin so dankbar, dass Buddy bei uns ist," sagte Michaels Mutter schließlich. „Er hat uns allen so viel gegeben. Er ist mehr als nur ein Hund – er ist ein Teil unserer Familie."

Sein Vater nickte zustimmend. „Ja, und ich glaube, Michael weiß das auch. Auch wenn er es nicht immer zeigt, denke ich, dass er es spürt."

Mit diesen Worten legte ich meinen Kopf wieder auf meine Pfoten und schloss die Augen. Es war ein gutes Gefühl zu wissen, dass ich in dieser Familie genau dort war, wo ich gebraucht wurde. Morgen würde ein neuer Tag beginnen, mit neuen Aufgaben und Herausforderungen. Aber eines wusste ich: Ich würde immer da sein, um Michael zu

unterstützen, egal was passierte.
Denn das war meine Aufgabe – und
ich erfüllte sie mit ganzem Herzen.

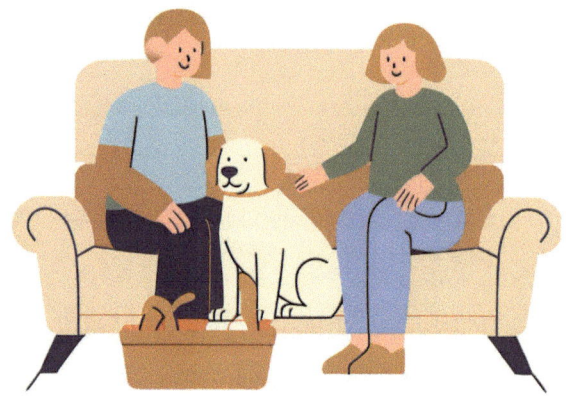

Ein Besuch im Supermarkt

Es war ein ganz normaler Nachmittag, und Michael und ich waren auf dem Weg zum Supermarkt. Wie immer war ich an seiner Seite, bereit, ihm in jeder Situation zu helfen. Als wir das Geschäft betraten, bemerkte ich die Blicke der Menschen. Manche sahen mich neugierig an, andere lächelten, und einige wollten sogar näher kommen. In solchen Momenten ist es wichtig, dass die Menschen verstehen, wie sie uns Assistenzhunde am besten unterstützen können, damit wir unsere Arbeit gut machen können.

Während wir durch die Gänge gingen, fiel mir ein kleiner Junge auf, der uns beobachtete. Er hatte große Augen und schien mich am liebsten streicheln zu wollen. Aber er blieb stehen, schaute zu seiner Mutter auf und fragte leise: „Darf ich den Hund streicheln?"

Seine Mutter lächelte und erklärte ihm ruhig: „Das ist ein Assistenzhund. Er arbeitet gerade, und es ist wichtig, dass wir ihn nicht ablenken. Wenn der Hund abgelenkt wird, kann er vielleicht nicht richtig auf seinen Menschen aufpassen."

Ich war beeindruckt. Es war genau das, was jeder wissen sollte. Auch wenn wir Hunde sehr freundlich sind, sind wir während der Arbeit in einer besonderen Rolle. Unser Mensch verlässt sich auf uns, und jede Ablenkung könnte uns von unseren Aufgaben abbringen. Es war gut zu sehen, dass die Mutter dem Jungen erklärte, warum er mich nicht streicheln durfte.

Hier sind daher einige Ratschläge, die ich gerne mit euch teilen würde:

Nicht ablenken: Wenn ihr einen Assistenzhund seht, und mit unserer Kenndecke sind wir ja gut zu erkennen, ist es am besten, ihn nicht anzusprechen, zu streicheln oder zu füttern. Auch wenn es schwerfällt, uns zu ignorieren, während wir arbeiten, ist es wichtig für unsere Konzentration. Wir haben immer ein Auge auf unseren Menschen, und jede Ablenkung kann uns aus dem Takt bringen.

Abstand halten: Manchmal ist es am besten, uns und unseren Menschen einfach den nötigen Raum zu geben. Besonders in engen Gängen oder vollen Geschäften kann es für uns schwierig sein, wenn zu viele Menschen um uns herum sind. Ein bisschen Abstand hilft uns, unseren Menschen sicher zu führen oder bei Bedarf schnell zu reagieren.

Verständnis zeigen: Es gibt Situationen, in denen unser Mensch uns Aufgaben gibt, die vielleicht für Außenstehende nicht sofort verständlich sind. Vielleicht stehen wir an einer Kreuzung und warten länger als üblich, oder wir setzen uns vor eine Tür und blockieren den Weg. In solchen Momenten ist es wichtig zu wissen, dass wir eine Aufgabe erfüllen, die genau auf unseren Menschen abgestimmt ist. Geduld und Verständnis sind in solchen Situationen das Beste, was ihr zeigen könnt.

Fragen stellen: Wenn ihr neugierig seid und mehr über uns und unsere Arbeit erfahren möchtet, ist das großartig! Aber anstatt direkt uns Hunde anzusprechen, fragt am besten unseren Menschen. Die meisten sind bereit, über unsere Aufgaben zu sprechen und eure Fragen zu beantworten. So könnt ihr mehr über uns erfahren, ohne uns bei unserer Arbeit zu stören.

<u>Keine Leckerlis oder Futter geben</u>: Auch wenn ihr uns etwas Gutes tun möchtet, ist es wichtig, dass ihr uns kein Futter oder Leckerlis anbietet. Unsere Ernährung ist oft genau abgestimmt, und wir sollten nur das essen, was uns von unseren Menschen gegeben wird. Außerdem kann es uns von unserer Arbeit ablenken, wenn wir plötzlich ein Leckerli bekommen.

Respekt gegenüber dem Team: Denkt daran, dass wir Assistenzhunde ein Team mit unserem Menschen bilden. Unser Mensch vertraut uns, und wir vertrauen ihm. Es ist ein gegenseitiges Band, das auf Respekt und Zusammenarbeit beruht. Wenn ihr uns begegnet, respektiert unser Team und die Arbeit, die wir gemeinsam leisten.

Als Michael und ich den Supermarkt verließen, schaute ich noch einmal zu dem kleinen Jungen, der uns gefolgt war. Er winkte mir zu, aber er hielt sich an die Regeln, die ihm seine Mutter beigebracht hatte. Ich wedelte mit dem Schwanz, um ihm zu zeigen, dass ich seine Rücksichtnahme schätzte.

Es ist nicht schwer, uns Assistenzhunde zu unterstützen, aber es erfordert ein wenig Bewusstsein und Rücksichtnahme. Wenn jeder ein bisschen darauf achtet, können wir unsere Arbeit noch besser machen und unseren Menschen den besten Support bieten, den sie brauchen. So können wir gemeinsam dafür sorgen, dass wir unsere Aufgaben sicher und effektiv erfüllen können – zum Wohl unserer Menschen, die sich auf uns verlassen.

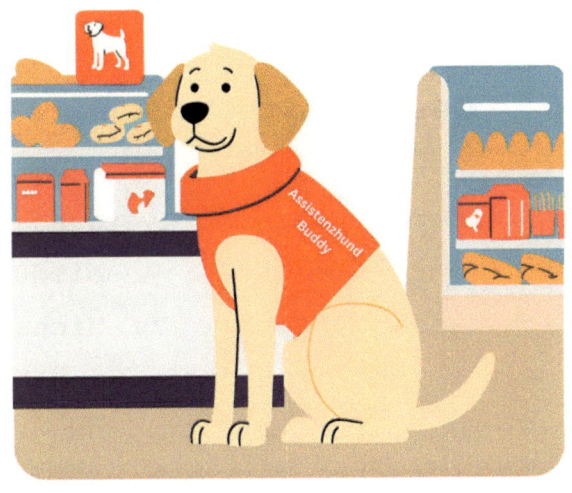

Der jährliche
Gesundheitscheck

Ein weiteres Jahr war vergangen, seit ich meine Ausbildung abgeschlossen hatte und zu Michael und seiner Familie gezogen war. Die Zeit verging wie im Flug, und ich hatte mich komplett in meinem neuen Zuhause eingelebt. Michael und ich waren inzwischen ein eingespieltes Team, und es gab kaum etwas, das wir nicht gemeinsam meistern konnten.

Wie jedes Jahr kam wieder der Zeitpunkt für meinen jährlichen Gesundheitscheck beim Tierarzt – eine wichtige Untersuchung, um sicherzustellen, dass ich gesund war und meine Aufgaben weiterhin gut erfüllen konnte.

An einem sonnigen Morgen machte sich die Familie bereit, mich zur Tierarztpraxis zu bringen. Ich merkte sofort, dass etwas Besonderes an diesem Tag war, denn die Stimmung war etwas anders als bei unseren sonstigen Ausflügen. Michael streichelte mich beruhigend, während wir im Wartezimmer saßen und auf unseren Termin warteten. Obwohl ich wusste, dass es wichtig war, fühlte ich doch ein leichtes Kribbeln der Nervosität in meinem Bauch.

Als wir ins Behandlungszimmer gerufen wurden, empfing uns der vertraute Tierarzt mit einem freundlichen Lächeln. „Hallo Buddy, schön dich wiederzusehen," sagte er und streichelte mir sanft über den Kopf. „Bist du bereit für deinen Check-up?"

Ich wedelte vorsichtig mit dem Schwanz und versuchte, so ruhig wie möglich zu bleiben. Der Tierarzt begann, mich gründlich zu untersuchen. Er tastete meine Muskeln und Gelenke ab, horchte mein Herz und meine Lungen ab und überprüfte meine Augen und Ohren.

Besonders genau schaute er sich meine Zähne, Ohren und Pfoten an.

„Du machst einen sehr gesunden Eindruck, Buddy,“ lobte der Tierarzt, während er mich weiter untersuchte. „Aber wir müssen noch ein paar Tests machen, um sicherzustellen, dass alles in Ordnung ist.“

Ich wusste, was als Nächstes kommen würde. Wie bei jedem Gesundheitscheck stand auch eine Blutabnahme auf dem Plan. Der Tierarzt bereitete alles vor und setzte die Nadel behutsam an, während Michael mich festhielt und beruhigend auf mich einsprach. Es war ein kleiner Pieks, aber nichts, was ich nicht schon oft erlebt hatte. Ich blieb ruhig und wartete einfach ab. Mein Blut wurde direkt im Labor untersucht.

„Gut gemacht, Buddy," sagte der Tierarzt etwas später anerkennend. „Du bist fit und gesund, und es sieht so aus, als könntest du noch viele Jahre lang deine Aufgaben als Assistenzhund erfüllen."

Michael strahlte vor Freude und umarmte mich fest. Auch ich fühlte mich erleichtert. Es war ein gutes Gefühl zu wissen, dass ich gesund war und weiterhin an seiner Seite bleiben konnte.

„Es ist wichtig, dass wir diese jährlichen Checks machen," erklärte der Tierarzt weiter. „So können wir sicherstellen, dass Buddy lange gesund bleibt und seine Arbeit gut ausführen kann."

Nachdem wir uns vom Tierarzt verabschiedet hatten, machten wir uns auf den Heimweg. Ich fühlte mich ein wenig müde, aber auch stolz. Es war schön zu wissen, dass ich in bester Verfassung war und Michael noch viele Jahre lang begleiten konnte. Gemeinsam würden wir weiterhin jedes Abenteuer meistern, das das Leben für uns bereithielt – gesund, stark und als ein unzertrennliches Team.

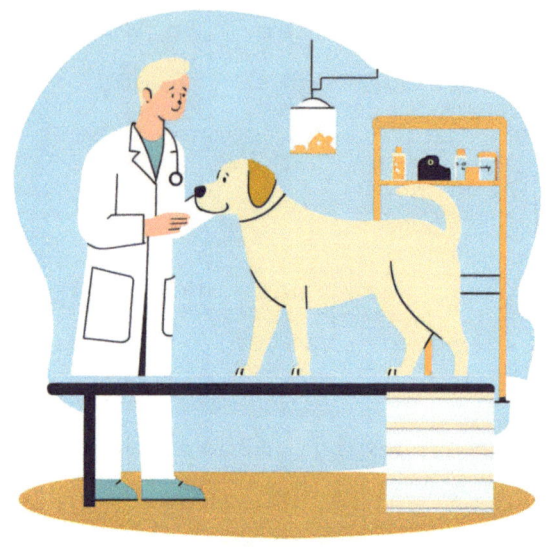

Die Bahnfahrt

An einem sonnigen Nachmittag im späten Sommer machten Michael und ich uns auf den Weg zum Bahnhof. Die Bahnstrecke, die wir regelmäßig nutzen, war für uns beide ein vertrauter Ort. Die Bewegung und die Menschen um uns herum gehörten zu unserer Routine, und ich genoss es, Michael bei jedem Schritt zu begleiten, ihm Sicherheit und Halt zu geben.

An diesem Tag war jedoch etwas anders. Michael wirkte angespannt, seine Augen huschten nervös über die Menschenmenge, die sich vor dem Bahnhof versammelte. Die endlosen Fragen und Gedanken, die ihn beschäftigten, waren spürbar, und ich konnte seine Unruhe fast körperlich wahrnehmen. Seine Hand, die sich normalerweise fest an meinem Geschirr hielt, war jetzt locker und unsicher.

Als wir durch die automatische Schiebetür traten und das geschäftige Treiben der Warteschlangen sahen, wusste ich, dass Michael besonders auf die bevorstehenden Herausforderungen achten musste. Seine Familie war ebenfalls mit uns unterwegs, und ich konnte den Stress in ihren Blicken erkennen. Sie standen an der Seite und beobachteten besorgt, während Michael versuchte, sich auf den Weg zum Zug zu konzentrieren.

Plötzlich wurde Michael von einem Bahnmitarbeiter angesprochen, der offensichtlich verwirrt war. „Tut mir leid, aber ich habe hier keine Informationen über Assistenzhunde. Ich muss wissen, wie sie in den Zug kommen sollen." Die Unsicherheit in seiner Stimme war deutlich, und ich konnte den Stress in Michaels Körperhaltung noch stärker spüren.

Michael atmete tief ein, um sich zu sammeln, und wandte sich dem Mitarbeiter zu. „Mein Hund ist ein Assistenzhund, und nach den Vorschriften dürfen Assistenzhunde in den Zügen mitfahren. Es wäre hilfreich, wenn Sie mir sagen könnten, wo wir genau hinmüssen, um sicherzustellen, dass wir alle notwendigen Informationen haben."

Der Mitarbeiter schien nun etwas erleichtert, als er Michaels ruhige, aber bestimmte Art bemerkte. „Ah, ich verstehe. Es gibt spezielle Bereiche für Assistenzhunde, und ich werde Ihnen gerne zeigen, wo Sie sich hinwenden können. Bitte entschuldigen Sie meine Frage."

Michael nickte dankbar und lächelte schwach. „Kein Problem, danke für Ihre Hilfe."

Wir folgten dem Mitarbeiter zu einem Bereich, der für Assistenzhunde vorgesehen war, und es war klar, dass Michael sich jetzt etwas sicherer fühlte. Ich konnte seine entspannende Haltung spüren, als er sich schließlich in den Zug setzte und ich mich zu seinen Füßen niederlegte. Seine Familie setzte sich in der Nähe, stets aufmerksam und unterstützend.

Während der Fahrt legte Michael seinen Arm um mich und schloss die Augen, um sich zu entspannen. Die Reise war für ihn immer noch eine Herausforderung, besonders wenn es um die verschiedenen Anforderungen und Bestimmungen ging, die ihm manchmal begegneten. Doch ich wusste, dass meine Präsenz ihm die notwendige Ruhe gab, um die Fahrt stressfreier zu erleben.

Nach dem Ausstieg aus dem Zug und dem letzten kurzen Weg nach Hause war Michael spürbar erleichtert. Seine Familie, die ihn während der gesamten Reise unterstützte, war ebenfalls entspannt. Michael streichelte mir sanft den Kopf, als wollte er sich bei mir bedanken.

„Danke, dass du uns durch den Tag begleitet hast", flüsterte Michael, während er sich in den Sessel setzte und die Augen schloss. Seine Stimme war leise, aber ich hörte den Dank in jedem Wort. Es war ein Moment der Ruhe, der mir zeigte, wie wichtig meine Rolle in seinem Leben war – nicht nur in den offensichtlichen Situationen, sondern auch in den alltäglichen Herausforderungen, die wir gemeinsam meisterten.

Diese Momente, in denen ich Michael unterstütze und ihm das Gefühl gebe, dass alles in Ordnung ist, machten mir bewusst, dass meine Aufgabe weit über das bloße Begleiten hinausgeht. Es war eine tiefe Verbindung, die uns zusammenhielt und uns half, die Herausforderungen des Alltags zu bewältigen. Und ich wusste, dass ich immer bereit war, ihm zur Seite zu stehen, egal, welche Hindernisse uns begegnen mochten.

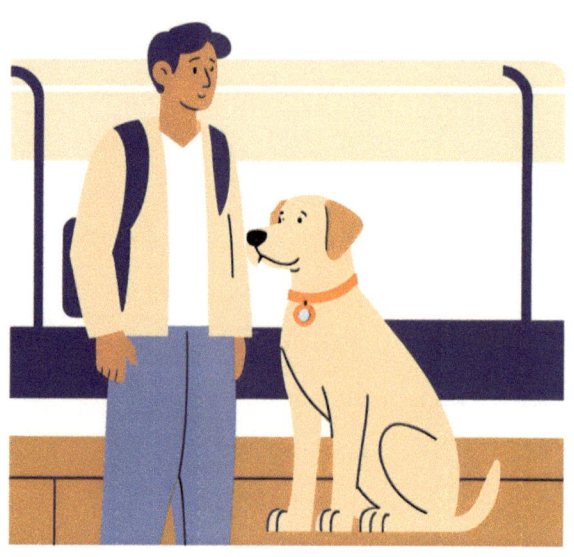

Zukunftsideen

Es war ein ruhiger Nachmittag im späten Frühling, als Michael und ich im Garten saßen, umgeben von den sanften Farben und den süßen Düften der blühenden Blumen. Die Sonne schien warm auf unsere Gesichter, und der Himmel war ein strahlendes Blau, nur von ein paar weißen Wolken durchzogen. Die Zeit schien stillzustehen, während wir beide die friedliche Atmosphäre genossen.

Michael, nun ein junger Mann, sah mich an und lächelte. „Buddy, weißt du, ich habe darüber nachgedacht, wie unsere Zukunft aussehen wird," sagte er nachdenklich. Ich konnte die Erwartung und ein wenig Wehmut in seiner Stimme hören.

Ich hatte schon bemerkt, dass Michael und seine Familie öfter über die kommenden Jahre sprachen. Die Welt, die uns umgab, war im Wandel, und ich wusste, dass auch unsere Rolle darin Veränderungen durchlaufen würde.

„Wenn ich darüber nachdenke, wie du älter wirst, wie wir uns gemeinsam entwickeln und anpassen werden, kann ich mir vorstellen, dass wir noch viele weitere Abenteuer erleben werden," fuhr

Michael fort. „Aber ich weiß auch, dass uns die Zeit vor neue Herausforderungen stellen wird."

Als junger Hund hatte ich Michael überallhin begleitet – von gemeinsamen Schultagen bis zu den langen Reisen mit der Familie. Nun, da ich älter wurde, merkte ich, dass meine Gelenke nicht mehr so flexibel sind wie früher und dass ich öfter Ruhepausen brauchte. Auch wenn mein Körper älter wurde, spürte ich in mir eine tiefgehende Verbindung zu Michael, die über die Jahre gewachsen war.

Die Familie hatte bereits damit begonnen, über die Zeit nachzudenken, in der ich vielleicht nicht mehr so aktiv sein kann wie früher. Sie hatten Pläne geschmiedet, um sicherzustellen, dass ich den besten Komfort und die notwendige Pflege erhalten würde. Michael stellte sich vor, wie wir zusammen langsamere Spaziergänge machen würden, wie ich meinen Platz in einem weichen Korb im Wohnzimmer hätte, während wir uns gemeinsam entspannen und an die Erinnerungen zurückdenken würden, die wir zusammen geschaffen hatten.

„Ich stelle mir vor, dass ich dich irgendwann nicht mehr zu all den Orten mitnehmen kann, die wir bisher besucht haben," sagte Michael, als er meinen Kopf streichelte. „Aber ich möchte sicherstellen, dass wir immer noch Zeit miteinander verbringen, auch wenn es in einer anderen Form ist."

Michael und seine Familie hatten sich bereits darauf vorbereitet, dass ich eine weniger aktive Rolle in ihrem Leben spielen würde. Sie hatten überlegt, einen weiteren Hund in die Familie aufzunehmen, der die Aufgaben übernehmen könnte, die ich einst mit Freude erledigt hatte. Doch sie wussten, dass kein neuer Hund meine besondere Beziehung zu Michael ersetzen könnte. Der Gedanke an einen neuen Begleiter war nicht dazu gedacht, meine Rolle zu verdrängen, sondern vielmehr, um sicherzustellen, dass Michael auch in Zukunft

Unterstützung und Liebe erhielt, wenn ich es nicht mehr so aktiv tun konnte.

„Und weißt du," sagte Michael schließlich, „selbst wenn sich die Dinge ändern, werde ich dich immer bei mir haben. Die Zeit, die wir gemeinsam verbracht haben, hat mich geprägt und wird mich immer begleiten."

In diesem Moment wusste ich, dass meine Rolle als Assistenzhund weit mehr bedeutete als nur das Begleiten auf Spaziergängen oder das Bewältigen von Herausforderungen. Es ging darum, eine tiefe Verbindung aufzubauen, die über die Jahre hinweg bestehen blieb. Diese Verbindung würde uns auch durch die kommenden Veränderungen und Herausforderungen führen.

Die Zukunft mochte uns vor neue Herausforderungen stellen, doch ich wusste, dass Michael und ich uns weiterhin gegenseitig unterstützen würden. Die Erinnerungen an unsere gemeinsamen Abenteuer würden in unseren Herzen weiterleben, und auch wenn sich unsere Wege veränderten, würde die besondere Bindung, die uns zusammenhielt, immer bestehen bleiben.

Als die Sonne langsam hinter den Bäumen verschwand und der Garten in sanftes Abendlicht getaucht wurde, fühlte ich eine tiefe Zufriedenheit. Die Zukunft würde uns neue Wege zeigen, aber die Liebe und das Vertrauen, die wir füreinander hatten, würden uns stets begleiten. Und ich wusste, dass ich, egal wie die Zeit voranschreiten würde, immer bereit sein würde, Michael in jeder Phase seines Lebens zur Seite zu stehen.

Buddys Rückblick und Botschaft

Es sind inzwischen drei weitere Jahre vergangen, und ich bin jetzt zehn Jahre alt. Ich fühle mich erfahren und gefestigt in meiner Rolle als Autismus-Assistenzhund an Michaels Seite. Jeden Tag stehe ich ihm zur Seite, helfe ihm, seinen Alltag zu meistern, und gebe ihm das Gefühl von Sicherheit und Geborgenheit.

Ich erinnere mich noch gut an die ersten Schritte meiner Reise – an die Wärme der Wurfbox, die Abenteuer im Welpenauslauf und die vielen Stunden des Trainings. Diese Erinnerungen begleiten mich, während ich heute mit Michael durch das Leben gehe. Jedes Erlebnis, jede Lektion hat mich zu dem Hund gemacht, der ich jetzt bin.

Wenn ich jetzt bei Michael sitze, während er konzentriert liest, denke ich oft darüber nach, wie viel wir gemeinsam erreicht haben. Es war ein langer Weg, aber jeder Schritt hat sich gelohnt. Ich bin nicht nur ein Begleiter, sondern auch ein Freund und Unterstützer, der in schwierigen Momenten da ist und in den guten Zeiten die Freude teilt.

Nun, liebe Leser, möchte ich mich direkt an euch wenden. Ihr habt meine Geschichte von Anfang an verfolgt, und dafür danke ich euch von Herzen. Es ist mir wichtig, euch zu zeigen, wie besonders ein Assistenzhund ist und was es bedeutet, diese Aufgabe zu erfüllen.

Assistenzhunde wie ich sind mehr als nur Haustiere. Wir sind darauf trainiert, Menschen mit besonderen Bedürfnissen zu helfen, ihren Alltag zu erleichtern und in schwierigen Situationen beizustehen. Dabei ist es wichtig, dass wir Verständnis und Respekt von unserer Umgebung erfahren. Wenn ihr einen Assistenzhund seht, denkt daran, dass wir eine wichtige Aufgabe haben und es oft am besten ist, uns nicht abzulenken. Wir sind immer darauf fokussiert, für unsere Menschen da zu sein.

Unsere Ausbildung ist nicht nur lang, sondern auch sehr kostspielig. Viele Menschen, die uns trainieren und betreuen, investieren viel Zeit und Mühe, um uns auf unser Leben als Assistenzhund vorzubereiten. Sie tun dies, weil sie wissen, wie wichtig unsere Arbeit ist. Deshalb ist es so wertvoll, dass Menschen uns unterstützen und dazu beitragen, dass wir unsere Aufgabe gut erfüllen können.

Zum Schluss möchte ich euch noch etwas mit auf den Weg geben: Freundschaft und Verantwortung sind zwei Dinge, die im Leben eines jeden Hundes, aber auch eines jeden Menschen, eine große Rolle spielen sollten. Wir Hunde leben im Hier und Jetzt, wir lieben ohne Bedingungen und sind immer da, wenn wir gebraucht werden. Von euch Menschen können wir lernen, dass es genauso wichtig ist, füreinander da zu sein, Verantwortung zu übernehmen und die Welt ein kleines Stückchen besser zu machen – so wie wir es versuchen, jeden Tag.

Danke, dass ihr mir zugehört habt. Ich hoffe, meine Geschichte hat euch gefallen und vielleicht sogar inspiriert. Denkt daran, dass wir alle, Menschen wie Hunde, die Fähigkeit haben, das Leben anderer zu bereichern – durch Freundlichkeit, Liebe und Verständnis.

Glossar der Begriffe rund um Assistenzhunde

Hier findet ihr eine Zusammenstellung der wichtigsten Begriffe und Konzepte rund um Assistenzhunde. Dieses Glossar dient als Hilfe und Zusammenfassung für alle, die sich für die Rolle und die Aufgaben von Assistenzhunden interessieren.

Abschlussprüfung / Teamprüfung

Eine Prüfung, die durchgeführt wird, um die Fähigkeit des Assistenzhundes und seines

Besitzers in der Zusammenarbeit als als Team und bei der Erfüllung der erforderlichen Aufgaben bewertet. Die Prüfung stellt sicher, dass sowohl der Hund als auch der Besitzer die erforderlichen Standards für die Assistenzhundearbeit erfüllen. In Deutschland und Österreich ist diese Prüfung gesetzlich vorgeschrieben, um die Anerkennung als Assistenzhunde-Team zu erhalten.

Assistenzhund

Ein Hund, der speziell ausgebildet wurde, um Menschen mit Behinderungen oder gesundheitlichen Einschränkungen zu unterstützen. Assistenzhunde helfen ihren

Besitzern, bestimmte Alltags-
aufgaben zu bewältigen und bieten
emotionale sowie physische
Unterstützung.

Assistenzhundeausbildung

Der Prozess, durch den Hunde
spezifische Fähigkeiten und
Verhaltensweisen lernen, um eine
unterstützende Rolle für ihren
Besitzer zu übernehmen. Dies
beinhaltet spezielle Trainings-
methoden und -techniken, die je
nach den Bedürfnissen des Hundes
und des Besitzers variieren können.

Assistenzhundegesetz

Gesetzliche Regelungen, die die
Rechte und Pflichten von
Assistenzhunden und ihren Besitzern

festlegen. Diese Gesetze bestimmen, wo Assistenzhunde erlaubt sind, welche Anforderungen an die Ausbildung gestellt werden und welche Rechte ihre Besitzer in der Öffentlichkeit haben. In Deutschland sind die rechtlichen Regelungen rund um den Assistenzhund in den Paragrafen 12e bis 12l des Behindertengleichstellungsgesetzes (BGG) und in der Assistenzhundeverordnung (AHundV) festgelegt.

Autismus-Spektrum-Störung (ASS)

Ein Überbegriff für eine Gruppe von neurologischen Entwicklungsstörungen, die durch Schwierigkeiten in der sozialen Interaktion, Kommunikation und durch repetitive Verhaltensweisen gekennzeichnet sind. ASS umfasst verschiedene Formen von Autismus, die unterschiedliche Schweregrade und Symptome aufweisen können, von leichten Beeinträchtigungen bis hin zu intensiveren Bedürfnissen.

Barrierefreiheit

Der Begriff beschreibt die Anpassung von Gebäuden und öffentlichen Bereichen, um Menschen mit Behinderungen den Zugang zu erleichtern. Im Zusammenhang mit Assistenzhunden bezieht sich Barrierefreiheit darauf, dass Assistenzhunde überall dort Zugang haben, wo ihre Besitzer Zugang haben.

Basisausbildung

Die Basisausbildung ist die erste Phase des Trainings eines Assistenzhundes, in der grundlegende Fähigkeiten und Verhaltensweisen vermittelt werden. Während dieser Phase lernt der Hund grundlegende Kommandos wie „Sitz", „Platz" und „Bleib" sowie grundlegende Verhaltensregeln wie Leinenführigkeit und allgemeine Sozialisation. Diese Ausbildung bildet das Fundament, auf dem weiterführende Spezialausbildungen aufbauen können.

Eignungsprüfung

Eine Prüfung, um festzustellen, ob ein Hund die notwendigen Eigenschaften und Fähigkeiten hat, um als Assistenzhund ausgebildet zu werden. Die Eignungsprüfung bewertet Faktoren wie Temperament, Intelligenz und Reaktionsfähigkeit des Hundes.

Einarbeitung

Die Einarbeitung bezieht sich auf den Prozess, bei dem der Assistenzhund und sein Besitzer nach Abschluss der Basisausbildung und Spezialausbildung zusammengebracht werden, um als Team zu arbeiten. Während der Einarbeitung lernen der Hund und der Besitzer, ihre Fähigkeiten im täglichen Leben anzuwenden und sich aufeinander abzustimmen. Diese Phase umfasst oft praktische Übungen, um die Teamarbeit zu stärken und sicherzustellen, dass der Hund seine Aufgaben zuverlässig erfüllt, während der Besitzer lernt, den Hund effektiv zu führen und zu unterstützen.

Epilepsie

Epilepsie ist eine neurologische Erkrankung, bei der das Gehirn wiederholt elektrische Störungen oder „Anfälle" hat. Diese Anfälle können unterschiedliche Formen annehmen: Manche Menschen erleben kurze Bewusstseinsstörungen, andere haben sichtbare Muskelzuckungen oder sogar krampfartige Bewegungen. Epilepsie kann durch verschiedene Ursachen wie Verletzungen, genetische Faktoren oder andere gesundheitliche Probleme hervorgerufen werden. Die Behandlung erfolgt oft durch Medikamente, die helfen, die Häufigkeit und Schwere der Anfälle zu reduzieren. Menschen mit Epilepsie können ein ganz normales Leben führen, oft mit zusätzlicher Unterstützung und Rücksichtnahme auf ihre speziellen Bedürfnisse.

FASD (Fetal Alcohol Spectrum Disorder)

Ein Überbegriff für eine Reihe von körperlichen und geistigen Beeinträchtigungen, die durch den Konsum von Alkohol während der Schwangerschaft verursacht werden. Menschen mit FASD können von der Unterstützung durch Assistenzhunde profitieren, um ihre täglichen

Herausforderungen besser bewältigen zu können.

Fremdausbildung für Assistenzhunde

Ausbildung eines Assistenzhundes durch eine externe Organisation oder professionelle Trainings-stätte. Bei der Fremdausbildung übernimmt eine spezialisierte Einrichtung die Verantwortung für das Training des Hundes, das je nach den Bedürfnissen des zukünftigen Besitzers maßgeschneidert wird.

Follow-up / Nachbegleitung

Fortlaufende Unterstützung und Überprüfung nach der Abschlussprüfung oder dem Training, um sicherzustellen, dass der

Assistenzhund und sein Besitzer weiterhin erfolgreich zusammenarbeiten. Die Nachbegleitung kann regelmäßige Besuche und Bewertungen umfassen, um mögliche Probleme frühzeitig zu erkennen und Lösungen anzubieten.

Führhund (Blindenführhund)

Ein Assistenzhund, der speziell dafür ausgebildet ist, Menschen mit Sehbehinderungen zu begleiten. Blindenführhunde helfen dabei, Hindernisse zu erkennen und zu vermeiden, und führen ihre Besitzer sicher durch den Alltag.

Gesundheitsprüfung

Eine umfassende Untersuchung eines Assistenzhundes durch einen

Tierarzt, um sicherzustellen, dass der Hund gesund ist und keine gesundheitlichen Probleme hat, die seine Arbeit oder sein Wohlbefinden beeinträchtigen könnten. Die Gesundheitsprüfung ist besonders wichtig, um die langfristige Einsatzfähigkeit des Hundes zu gewährleisten.

Jährlicher Tierarztcheck

Regelmäßige Gesundheitsuntersuchung des Assistenzhundes, die einmal jährlich stattfindet. Diese Untersuchung dient der Früherkennung von gesundheitlichen Problemen und der Aufrechterhaltung der allgemeinen Gesundheit des Hundes.

Kenndecke

Ein speziell gestaltetes Kleidungsstück für Hunde, das ein Assistenzhund trägt, um seinen Status und seine Rolle als Unterstützungshund zu kennzeichnen. Die Kenndecke kann auch Informationen über den Hund und seine Aufgabe enthalten und dient dazu, die Rechte des Assistenzhundes und seines Besitzers zu verdeutlichen.

Mensch-Assistenzhunde-Gemeinschaft (M-A-G)

Offizieller Begriff für ein geprüftes und anerkanntes Assistenzhundeteam in Deutschland. Eine M-A-G besteht aus dem Menschen mit Behinderung und dem ausgebildeten Assistenzhund. Bei Kindern, Jugendlichen und Menschen, die sich nicht alleine um den Assistenzhund kümmern oder diesen alleine führen können, umfasst die M-A-G auch eine Vertrauensperson, z.B. die Eltern.

Rechte des Assistenzhundes

Rechte, die den Assistenzhunden und ihren Besitzern gesetzlich zustehen. Diese Rechte beinhalten den Zugang zu öffentlichen Gebäuden, Verkehrsmitteln und anderen Bereichen, in denen Hunde normalerweise nicht erlaubt sind.

Posttraumatische Belastungsstörung (PTBS)

Posttraumatische Belastungsstörung

ist eine psychische Erkrankung, die nach dem Erleben oder Beobachten eines traumatischen Ereignisses auftreten kann. PTBS ist gekennzeichnet durch wiederkehrende, belastende Gedanken oder Flashbacks des Traumas, emotionale Taubheit, erhöhte Erregung und Vermeidungsverhalten. Menschen mit PTBS erleben oft intensive Angst und Stress, die ihren Alltag erheblich beeinträchtigen können.

Selbstausbildung für Assistenzhunde

Der Prozess, bei dem der zukünftige Besitzer selbst seinen Hund zum Assistenzhund ausbildet. Dies erfordert umfassende Kenntnisse und Erfahrung im

Hundetraining sowie viel Zeit und Geduld, um die benötigten Fähigkeiten und Verhaltensweisen zu vermitteln.

Servicehund

Ein allgemeiner Begriff für Hunde, die speziell für Menschen mit verschiedenen körperlichen oder geistigen Behinderungen ausgebildet sind. Servicehunde können verschiedene Aufgaben übernehmen, wie das Holen von Gegenständen, das Öffnen von Türen oder das Assistieren bei der Mobilität. International wird zwischen Guide Dogs (Blindenführhunde), Signaldogs (Signalhunde bei Hörschädigung) und Servicedogs (alle anderen Einsatzformen) unterschieden.

Signalhund

Ein Assistenzhund, der darauf trainiert ist, bestimmte Signale oder Ereignisse zu erkennen und seinem Besitzer darauf hinzuweisen. Signalhunde sind besonders nützlich für Menschen mit Hörbehinderungen oder für diejenigen, die auf bestimmte Geräusche reagieren müssen, wie das Klingeln eines Telefons oder das Geräusch eines Weckers.

Spezialausbildung

Die Spezialausbildung ist die fortgeschrittene Phase des Trainings eines Assistenzhundes, bei der spezifische Fähigkeiten und Aufgaben für die individuellen Bedürfnisse des Besitzers erlernt werden. In dieser Phase wird der Hund darauf trainiert, spezielle Aufgaben zu erfüllen, die auf die Art der Behinderung oder die besonderen Anforderungen des Besitzers zugeschnitten sind. Dazu gehören etwa das Öffnen von Türen, das Melden von gesundheitlichen Ereignissen oder das Holen von Gegenständen.

Therapiehund

Ein Hund, der in therapeutischen Kontexten eingesetzt wird und dazu seinen therapeutisch oder pädagogisch tätigen Menschen auf die Arbeit begleitet. Therapiehunde besuchen Krankenhäuser, Seniorenheime und andere Einrichtungen, um den

Menschen dort Gesellschaft zu leisten und positive emotionale Erfahrungen zu bieten. Sie unterstützen in Praxen für Ergotherapie oder Krankengymnastik und motivieren den Patenten.

Verhaltenstraining

Spezifische Trainingstechniken, die darauf abzielen, den Hund so zu konditionieren, dass er sich in bestimmten Situationen angemessen verhält und seine Aufgaben effizient ausführt. Dieses Training ist entscheidend für die erfolgreiche Unterstützung des Hundes in seinem Assistenzalltag.

Warn- & Anzeigehund

Ein Hund, der darauf trainiert

ist, spezifische Warnsignale zu erkennen und seinen Besitzer darauf hinzuweisen. Warn- und Anzeigehunde sind besonders nützlich für Menschen, die auf bestimmte gesundheitliche Ereignisse angewiesen sind, wie epileptische Anfälle oder allergische Reaktionen.

Wohlbefinden des Assistenzhundes

Aspekte, die sicherstellen, dass der Assistenzhund gesund, glücklich und gut betreut ist. Dazu gehören regelmäßige Tierarztbesuche, richtige Ernährung, ausreichend Bewegung und liebevolle Pflege sowie ausreichend Freizeit und Ruhepausen.

Zugangskriterien

Regelungen, die festlegen, welche Anforderungen erfüllt sein müssen, damit ein Hund als Assistenzhund anerkannt wird. Diese Kriterien umfassen Trainingsstandards, medizinische Zertifikate und die spezifische Art der Unterstützung, die der Hund leisten soll. Die Kriterien stehen in der Assistenzhundeverordnung.

Zugangsrechte

Rechte, die sicherstellen, dass Assistenzhunde in bestimmten Bereichen, wie Restaurants, Geschäften und öffentlichen Verkehrsmitteln, erlaubt sind. Diese Rechte sind in Deutschland gesetzlich geregelt und sollen sicherstellen, dass Menschen mit Assistenzhunden nicht benachteiligt werden.

Ich hoffe, dieses Glossar hilft euch, die wesentlichen Begriffe und Konzepte rund um Assistenzhunde besser zu verstehen und sich in diesem wichtigen Bereich besser zurechtzufinden.

Herzliche Grüße,

euer Buddy

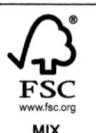